JN213310

# −196℃の願い

## 卵子凍結を選んだ女性たち

松岡かすみ

朝日新聞出版

# はじめに

マイナス196℃――。これは現在、生殖医療で、ごく日常的に用いられている〝凍結保存〟をする際の温度だ。

例えば卵子や精子、それらが合わさった受精卵も、マイナス196℃という超低温で適切に凍結すれば、まるでタイムカプセルのように、状態を変化させないまま、何十年も保存し続けることができる。この凍結保存技術の進化によって、生殖医療の時間的制約は大幅に取り除かれ、その恩恵にあずかる人は年々増え続けている。

そして凍結保存において、ここ数年、急速に広がりを見せているのが「卵子凍結」だ。生き方や価値観が多様化し、晩婚化、晩産化が加速する中で、将来の妊娠・出産に備えて卵子を凍結保存しておこうという動きである。

不妊治療の広がりなども影響し、卵子は年齢とともに老化し、加齢によって妊娠・出産しづらくなるという現実が広く知られるようになった。それを踏まえ、今すぐには妊娠・

出産を考えられなくても、いざ「子どもがほしい」となった時に備え、採取した時点での卵子を凍結保存しておくのだ。

頭の片隅で漠然と、「いつかは子どもを」とは考えつつも、仕事や日々の生活に追われるうちに、気づけば〝出産適齢期〟の上限とされる35歳を過ぎていたという女性が決して珍しくない現代。社会に出て、忙しい日々の中で、子どものことなど考える余裕がなかったという人も多いだろう。

万人に共通する、ベストな〝産み時〟なんて存在しない。だが一方で、自分の身体で子どもを産めるタイムリミットは、確実に存在する。どれだけ医療技術が進歩しようとも、それだけは今も、変えようがない現実だ。

申し遅れたが、私は39歳のフリーランスの女性記者だ。取材して書く仕事を始めて、今年で13年。東京での出版社勤めを経て、今は地方を拠点に仕事をしている。既婚で、子どもはいない。「まあ、いずれそのうちに」と能天気に考えているうちに、気づけばこの年齢になっていたというのが正直なところだ。

折しも、ここ数年で、不妊治療や卵子凍結について取材する機会が増えた。自分自身の状況もあいまって、産む、あるいは産まない選択について、私は取材を通じ、いろんなことを考えさせられていた。

というのも、妊娠や出産が、一筋縄ではいかないものになってきている女性たちの多くが同世代で、タイムリミットがなかなかに差し迫ってきてから、選択を迫られている。それぞれの選択に至る背景や思いにも切実なものがあり、心を揺さぶられることも多かった。そして同世代の女性たちへの取材や対話を通じ、自分自身もかつてないほど、妊娠や出産について思いを巡らせるようになっていた。「卵子凍結をテーマにした本を書いてみないか?」という話が舞い込んだのは、そんな矢先のことだ。

この本は、30代後半になるまで、妊娠や出産についてあまりに無知だった私が、現代に生きる女性の、卵子にまつわる選択を追った実話だ。夢や希望、キャリア、恋愛、結婚、生き方――。一口に〝卵子にまつわる選択〟と言えど、それは裏を返せば、産む、あるいは産まない選択と同義であり、さまざまな葛藤や思いが複雑に絡み合う。

女性たちが今、卵子凍結を選択するに至るには、一体どんな背景があるのか。心の機微とともに、それぞれのストーリーを掘り下げると、現代を生きる女性のリアルな姿が見えてきた。

# 目次

はじめに　I

Episode1　佐藤陽子さん（仮名・39歳・ＡＩ関係）　9
恋愛を楽しみたいから卵子凍結したけど、
「産んでみたい」っていう気持ちになった。

Episode2　木村和子さん（仮名・41歳・外資系金融機関）　43
どこかで〝親に孫を抱かせてあげないと〟
とこだわってる。何でだろうね……

Episode3　増永菜生さん（35歳・ローマ第一大学）　85
自分一人のためだけに生きる人生ではなく、
血を分けた、守る存在がほしいって思う。

Episode4 小川幸恵さん（仮名・41歳・外資系コンサルティング企業）
彼に相談すると、医療の手を借りて
〝無理やり〟妊娠するのはどうかと言いました。
117

Episode5 前田智子さん（38歳・モデル・タレント）
女の人にとって、採卵って出産経験に近いのかもしれません。
母親になるというスイッチが押された気がします。
153

Episode6 田村美咲さん（仮名・45歳・食品メーカー）
気づけば、産まない理由を探してたんです。
197

Episode7 佐々木久美さん（仮名・46歳・広告制作会社）
「私、保管している卵子のために
出会いを求めてる」と気づいたんです。
225

Episode8 倉田佳子さん（仮名・47歳・会社員） 255
卵子凍結は、人生で最高の選択でした。
だって我が子に会えたから。

Episode9 わたし（39歳・記者） 289
「卵を育てている」「卵が帰ってくる」という感覚は、
生まれて初めてだった。

おわりに 328

参考文献／巻末図表・巻末写真 332

写真提供　前田智子
フォトグラフ　杉本晴
ヘアメイク　豊田まさこ
ブックデザイン　鈴木成一デザイン室

# −196℃の願い

## 卵子凍結を選んだ女性たち

## Episode1

### 佐藤陽子さん（仮名・39歳・AI関係）

恋愛を楽しみたいから
卵子凍結したけど、
「産んでみたい」っていう
気持ちになった。

彼女に最初に話を聞いたのは、2年以上も前、2023年の春のことだった。東京都が健康な女性に対し、卵子凍結費用への助成金を出すという方針が取り沙汰されていた頃で、とある媒体の仕事で、「今の卵子凍結をめぐる実態について取材を」という話になった。私は当時、卵子凍結についての具体的なことはよく知らなかった。だが、その少し前から取り組んでいた不妊治療の取材の中で、長年治療に取り組むも授からず、泣く泣く子どもを諦めたという40代半ばの女性から、こんな声を聞いたことがあった。

「もっと若い頃に、卵子を凍結することができていたら、もしかすると授かっていたかもしれないと思うことがある」

若い時に、卵子を凍結しておく——。すなわち、その時点での年齢の卵子を体外に取り出し、将来の妊娠・出産のために、凍結保存してキープしておく技術。妊娠や出産に対し、あまりに無知だった私は、「卵子の年齢というのは、妊娠や出産に、それほどまでに大きく関わってくるものなのか」と衝撃を受けた一言でもあった。同時に、「そういう後悔の仕方があるのか」とも思った。医療技術の進歩によって生まれる、ある意味で新しい後悔のあり方という気がした。

私はその頃、妊活というものは、ともに「子どもを持とう」という共通の思いを持つ男女が揃って、初めてスタートするものという認識でいた。だが卵子凍結は、女性一人でスタートできる妊活とも言える。とはいえ、卵子凍結を選択する女性はまだまだ少数派で、そこには、さまざまな葛藤がありそうな気がした。

そんな時、卵子凍結の体験について、オンライン上に率直な言葉で綴られた内容に興味を持った。発信の主に「話を聞かせてほしい」とコンタクトを取ると、その日のうちに「私でよければ」と返事があった。それが彼女との出会いだ。

東京都でＡＩ関係の企業に勤める佐藤陽子さん（仮名・39歳・東京都出身）。時代の先端をいくデジタル領域の仕事をしているが、プライベートではＳＮＳの類は一切やらず、ラインを使い始めたのも最近のことだという。いわく、自分自身を発信しようというタイプではないし、メールより手紙の方が伝わるものがあると信じているところがある。「結構、古風なタイプなんですよ」と親しみやすい笑顔で笑う。

佐藤さんは3年前、36歳の時に2回の採卵手術を行い、現在クリニックに計23個の卵子を凍結している。結婚はしていない。

卵子凍結について考えるようになったのは、35歳の頃。それまで数年をかけて、チームリーダーとして全身全霊で取り組んできた大規模開発プロジェクトに一区切りがついたタイミングだ。大きな達成感とともに、〝燃え尽きた感覚〟もあった。休暇を取り、忙しかった日々に時間のゆとりが生まれた時、今後の自分の人生について思いを巡らせるようになったのは自然な成り行きだった。30代半ば、周りを見渡せば、結婚して、子どもがいる友人もたくさんいる。もし自分もこの先、結婚や子どもを望むとすれば、「年齢的にも、そろそろ動かないといけないんだろうな」という感覚がどこかにあった。

カジュアルなデートを楽しむことはあったが、ここ数年はとにかく仕事で忙しかったこともあり、恋愛は久しくしていない。それもあって、この先自分が結婚したいのか、はたまた子どもがほしいのかといったことは、まだよく分からなかった。ただ、ぽっかりと時間ができた時、〝愛情を注ぐ対象がそばにほしい〟という感覚だけははっきりしていた。それはつまり、「恋人がほしい」という気持ちだった。

そこで始めたのが、当時すでに広く普及していたマッチングアプリだ。男友達は多い方だが、好きな人はいない。その時点で恋愛対象になりそうな人は、自分の周りにはいなかった。佐藤さん自身はマッチングアプリは初めてだったが、新たな出会いを求めてアプリに登録するのは、同世代でもごく当たり前になっていた。周りでもアプリで出会い、恋愛に発展している友達も多く、「私もやってみようかな」という気軽なノリで、友達に教わりながら登録してみたのだった。

最初のうちは、相手のプロフィールを重視していた。例えば出身地や自分と似たような教育環境。それはいわゆるスペックを求めるという意味ではなく、ある程度、自分と同じような境遇を歩んできた人でないと、話や価値観が合わないと思ったからだ。友達から「よくそんな〝優良物件〟が残ってたね」と言われるような、「社会的に見れば条件が良い人」との出会いもあった。しかし、いくつかの恋愛を経て、どこか気持ちが前向きになれない自分がいることに気づく。

――なぜ前向きになれなかったと思う?

「プロフィールから入る恋愛って、心がついていかない。いくらいい人であっても、楽しいとは思えなくて、結局自分から別れを切り出したりして。自分から出会いを求めておいて、何やってるんだろうって自己嫌悪に陥ったりもしました。今考えると恋愛に対して、〝こうあらねば〟というものを、自分に勝手に課していたのかもしれない」

——〝こうあらねば〟を具体的に言うと？

「例えば、この年齢で恋愛すると、結婚や出産とか、そういう方向にいかねばならないんじゃないか、とか……。これが高校生だったら、〝まずはお試しで一週間付き合ってみる〟みたいにもっとカジュアルな感じの恋愛もできるんだろうけど、30代後半となると、将来を見据えての恋愛しかしてはいけないような感覚になっていたのかな。本当は今日付き合って、明日別れてもいいはずだし、もっと自由でいいはずなのに。自分で自分に、勝手にルールを課しているところがあったんだと思う」

——それは、なぜだと思う？

「35歳から始めようとしている恋愛が、久しぶりの恋愛だったからじゃないかな。だから、とりあえず形から入ったというか。でも形から入って恋愛しようとしても、全然楽しくないし、ワクワクしないし、ときめかない。それで〝何でだろう？〟って考え始めて、〝恋愛ってもっと自由で、もっと楽しいものだったんじゃなかったっけ？〟と気づくというか。恋愛ってこういうものだったじゃんっていうこと自体、忘れてたというのが正しいかもしれない」

――形から入る恋愛というのは初めてだった？

「初めてです。マッチングアプリも初めてだし、プロフィールから入る恋愛も初めて。恋愛って、先が読めないからドキドキして楽しいものなのに、プロフィールから入ってお互いにすり合わせしていくような恋愛は、楽しくないし向いてないなって」

――求めていた恋愛は、もっとドキドキするような恋愛だったということ？

「そうですね。本当はドキドキするような恋愛を求めていたけど、この時点では、それにさえも気づいてなかったと思う。プロフィールから入って恋愛し始めて、〝あれ？　恋愛ってこんなのだったっけ？　もっと楽しくなかったっけ？〟って思い出していった感じ。その過程で、やっぱりドキドキする恋愛がしたかったんだなって気づいた。でもそんなにすぐに、誰かを好きになることってないよなというのも、改めて実感するというか……」

こうした逡巡を繰り返す中で、はたと〝あること〟に気づいた。それは、「この先私は、子どもを産みたいのか」という問いを、常に頭のどこかに抱えながら〝恋愛〟しているという事実だ。「私はこの人のことが好きなのか」ということ以上に、「私は将来、この人と子どもをつくることがあるのか」という問いに対する答えを求めながら、〝恋愛〟していることに気づく。それはもはや、恋愛ではなかった。

そもそも恋愛の楽しさは、「将来を見据えないこと」にあると思っている。少なくともそれまで、自分が「楽しい」と感じていた恋愛はそうだった。自分が恋愛に対して前向きになれなくなっている理由は、ここにあると悟った。

この頃は、恋愛の先に結婚があり、もしかしたらその先に子どもを持つ未来があるかもしれないという、ごく一般的な順序を想像していた。というより、「そういうものなのかなと思っていた」というのが正しい。子どもはまだまだ遠い存在で、出産について考えることはほぼなかったが、「自分がこんな感じじゃ、なかなか結婚や出産はできないだろうな」とは思った。

卵子凍結は、そんな葛藤の中で、ふと頭に浮かんだ選択肢だ。結婚や出産を考えるなら、年齢的にも悠長なことは言っていられないのかもしれない。だが、結婚や子どもといったことから一旦離れたところでないと、本当の恋愛はできないと思った。結婚や出産がしたいわけではなく、純粋に恋愛がしたかったのだ。

自分がこの先、結婚して、子どもを産みたいのかどうかは分からない。だが卵子凍結で、その時点での卵子を保存しておけるなら、少なくとも焦らずに、もっと自由に、本来の自分らしく、恋愛を楽しめるのではないかと考えた。同時に、自分がこの先、結婚や子どもを望むのかどうかという大きな問いについて考える、時間的な猶予も持てそうだと思った。

卵子凍結とは、卵巣から採取した卵子を体外に取り出し、将来の妊娠に備えて凍結保存する技術だ。凍結した卵子は、液体窒素が入ったマイナス196℃のタンク内で保管され、妊娠や出産の準備が整ったタイミングで融解。その後、体外受精で妊娠を目指す。

元々はがんや白血病など病気の治療で、生殖機能を失う可能性のある女性たちを対象に行われていた医療行為だったが、女性の社会進出とともに晩婚化、晩産化が進む中で、健康な女性が将来の妊娠に備えて行う「社会的適応」と呼ばれる卵子凍結が少しずつ広がってきた。

日本では2013年に初めて、日本生殖医学会の倫理委員会が近年の未受精卵子および卵巣組織凍結技術の急速な進歩とその臨床応用の現況を考慮し、「未受精卵子および卵巣組織の凍結・保存に関するガイドライン」を提示した。その内容は「妊娠・分娩をするかしないか、その時期をいつにするかは、あくまでも当事者の選択に委ねられる事項」「未受精卵子あるいは卵巣組織の凍結・保存の実施を推奨するものではない」というものだ。日本産科婦人科学会も同様の姿勢で、「推奨も否定もしない（本会は、多くの女性がノンメディカルな卵子凍結について心配しないで済む社会環境が実現することを切望しています）」という考え方を表明している。

卵子凍結の手順としては、卵子を体外に取り出すところまでは体外受精をする場合と同じだ。（1）卵巣刺激、（2）採卵、（3）凍結保存――が主なステップで、卵子凍結では受精の前までの部分のみ進行し、卵子を凍結する。射精で簡単に体外に出せる精子と違い、卵巣の中にある卵子は、手術で採取することになる。

……と卵子凍結についての説明を聞くと、大きな負担を伴うもののように思えるが、佐藤さんの場合、一大決心をして、卵子凍結に臨んだというわけではない。「誤解を恐れない言い方をすれば」との枕詞をつけながら、「昔、全身脱毛した時と同じぐらいのノリで、〝そういうのがあるなら、やってみようかな〟という軽い感じだった」と笑顔で振り返る。

卵子凍結の経験者は周りにいなかったが、体外受精を経て妊娠・出産した友人は複数いた。そこで体外受精を経験した友人らの話や、卵子凍結に関する書籍などの情報も踏まえ、「そこまで怖がるようなものではない」「私にもできそうだ」と思えた。「やってみようかな」

と思ってからの行動は早く、都内でいくつかのクリニックを比較した上で、説明が最も丁寧だと感じたところに決めた。

卵子凍結をするためには、卵子を体外に取り出す採卵手術の約2週間前から、排卵誘発剤を投与し、卵胞を育てる必要がある。佐藤さんは自分で自分に注射する「自己注射」による排卵誘発剤の投与を、ほぼ毎日行った。

その過程で、「学びが大きかった」と話すのが、自己注射について看護師から説明を受けるレッスン時のことだ。同席していたのは、体外受精に臨む、自分より年下であろう女性。いざ自分で自分のお腹に注射を打つという瞬間、佐藤さんは最初、どうしても躊躇《ちゅうちょ》したという。

その時ふと、同席していた女性に目をやると、そこには全く動じることなく、自分の腹に向かって針を刺す女性の姿があった。

「私は〝自己注射というものをやってみる〟という感じで、彼女とは注射に臨む姿勢が大きく違ったんです。個々の事情は分からないけれど、〝今すぐ産みたくて、ここに来ている〟という不妊治療中の人を数多く目にする中で、学ぶところや考えさせられるところは大きかった」

そして迎えた採卵手術。佐藤さんは1回目の採卵手術で10個、2回目で13個の成熟卵子を採取し、合計23個を保存した。佐藤さんが通ったクリニックでの採卵は、静脈麻酔下で行われ、手術中の記憶は一切ない。麻酔が切れて目をさますと、手術室とは別の部屋で、ベッドに横たわっている状態だった。子宮に鈍痛と圧迫感を感じたものの、1回目の術後は、約1時間の道のりを徒歩で帰宅できたほど。途中で焼肉ランチを食べ、数時間後にはネイルサロンに行けたぐらいに、不調を感じることはなかったという。

2回目の術後は、1回目よりも痛みや倦怠感などのつらさを感じ、病院から電車で帰宅後は、数時間ベッドで体を休める必要があった。

卵子凍結や体外受精で用いる排卵誘発剤の副作用として見られる症状に、「卵巣過剰刺激症候群（OHSS）」と呼ばれる症状がある。これは、排卵誘発剤に卵巣が過剰に反応し、腫れることで起こる副作用だ。佐藤さんも、2回の術後ともに、この症状が見られた。

女性の卵巣は、通常3〜4センチの親指大ほどの大きさの臓器である。この卵巣の中にある卵胞が、排卵誘発剤に過剰に刺激されることによって、卵巣がふくれ上がり、お腹や胸に水がたまるなどの症状が起こる。稀に重症化した場合には、腎不全や血栓症など、さまざまな合併症を引き起こすこともある。

排卵誘発剤は不妊治療全般で使用するが、卵子凍結では、1回の採卵でなるべく多くの卵子を採取できるよう、排卵誘発剤を多く使用する高刺激法が選択されることが多い。そのため卵子凍結におけるOHSSの発生頻度は、一般の不妊治療より高まりやすいとされる。OHSSの症状は、お腹が張る、おしっこが出にくい、吐き気がする、急に体重が増えるなどだ。これらの症状は、採卵直後から約1週間続くが、後遺症が残ったり、将来妊娠しにくくなるような影響はないとされている。

佐藤さんの場合、2回の採卵ともに、採卵翌日から、お腹の強い張りと、胸の張りを感じるようになり、特に夜寝る前につらさを感じた。「自分の腹囲が2倍くらいになっているのではと錯覚するような、思い切りお腹が張っているような感覚」が、術後10日間くらい続いたというが、採卵後初めての生理が来ると治まったという。

ただ、総じて日々の生活に大きな支障はなく、仕事もプライベートの予定も問題なくこなすことができた。副作用については、事前の説明で何となくイメージしていたこともあり、予想を大きく上回るようなつらさはなかったという。

「私の場合、2回の採卵手術を経験して、〝そんなにおおごとではなかった〟というのが率直な感想です」

身体的には〝おおごとではなかった〟という卵子凍結。だが心境においては、自分でも驚きの変化があった。それは卵子凍結を経て、「子どもを産んでみたくなった」ことだ。

卵子凍結に至る一連の過程では、否応無しに、女性としての自分の身体や生殖能力と向き合うことになる。卵子凍結のために頻繁に通院する中で、それらが初めて数値で可視化され、それまで知らなかった自分の身体の状態を知ることになった。自分の卵巣から取り出された卵子の写真も目にした。その一連の過程を経験する中で、生まれて初めて、自分にも起こりうる妊娠や出産というものへの興味が湧き、真剣に向き合うきっかけになった。

興味が湧くと、自然と周囲とも、妊娠や出産について話す機会が増える。友人らとも、それまでは聞いたことがなかった話も含めて、妊娠や出産にまつわるいろんな話をした。誰かに卵子凍結について聞かれたら、老若男女問わず、自分の体験も包み隠さず話した。

「そんな中で、気づけば〝妊娠って気になる……！　私、子どもを産んでみたい〟って思っている自分がいたんです」

――それは全くの想定外だった？

「はい。卵子凍結する前は、思ってもみなかったことでした。純粋に恋愛を楽しみたいから卵子凍結をしたんだけど、卵子凍結の一連の過程を経て、〝妊娠とか出産が気になる〟〝産んでみたい！〟っていう気持ちになった。育てることを考える前に、産んでみたいっていう気持ちです」

――考える前に「やってみたい」という気持ち？

「そう。理性的に考えたら、子どもを産まない理由の方がいっぱいある。産んだ後のことを考えると、手放しで産みたいって思えるほど若くないし。でも、産んでみたいし、育ててみたいって思っちゃった。やってみようかなっていう気持ちになったんです」

当初思い描いていたのは、恋愛をして、結婚をして、子どもを産むという流れだった。しかし、いつしかそうした順序に捉われなくなっている自分がいることにも気づいた。

――恋愛や結婚と、子どもを産むことは別物だということ？

「はい。産むか産まないかという話は、恋愛や結婚とは全く別物の話だと思います。今の日本は、恋愛と結婚と出産が一緒になりすぎている。ですがこれからの時代、日本も諸外国のように、恋愛や結婚なしに、子どもを産んで育てることができるようになると私は思います」

――なぜそう思う？

「男女の均等を求めすぎているところに無理がきそうだし、世の中的にシングルであることに抵抗を持つ人も少なくなりそうな気がする。実際、私もシングルで子どもを産む選択もありだと思ってます」

――恋愛や結婚と、子どもを産むことが別物だとすると、卵子凍結も、出産につながるものではない？

「ですね。全くの別物です。私にとって卵子凍結は、子どもを産むことと向き合うきっかけになったもの。それ以上でもそれ以下でもありません。それまで子どもを産むことについて深く考えたことはなかったから、卵子凍結が向き合うきっかけをくれた。卵子凍結した直後は、恋愛に攻めモードになれるぐらいの効果はあったけど（笑）、そんなに大それたものでも大きな決断でもないです」

確かにアメリカをはじめ、諸外国では、第三者からの精子提供を受け、女性が一人で選択的シングルマザーとして子どもを産める環境がある。それは恋愛や結婚と、子どもを持つことが分けて考えられている証しとも言える。一方、わが国では日本産科婦人科学会の見解により、医療機関での非配偶者間（第三者から）の精子提供の対象は夫が無精子症である夫婦に限られ、選択的シングルマザーは受けることができない。また国内では民間では精子バンクの営業も認められていないことから、第三者の精子を求める場合、海外の精子バンクに目を向ける流れがある。ネット上では個人間で精子がやり取りされている現状もあるものの、法的な規制は追いついていないのが実態だ。選択的夫婦別姓ですら長らく実現しない日本では、女性が一人で子どもを産み育てるための法的な整備が進むのは、まだまだ遠い話のように思える。

実際、私も佐藤さんの考えを聞いて、頷ける部分と分からない部分とが混在した。確かに出産は、必ずしも恋愛や結婚の先にあるべきものとは、私も思わない。ＬＧＢＴＱなど、多様な性のあり方を踏まえても、「子どもがほしい」と望む人が、結婚などの制度に捉われることなく、平等にその機会を持てるべきだと思う。結婚している男と女のカップルでないと子どもを産めないというのは、性別を超えて個人が尊重される時代にあって、時代錯誤とも感じるし、くだらないとも思う。同時に、結婚がなんだという気持ちもある。結婚したからといって何かが大きく変わるわけではないし、子どもを産むために必ずしも必要なステップとも思わない。

ただ出産は、卵子とともに、精子がないと成立しない。端的に言えば〝精子の持ち主〟

という意味でも、やはり男性が不在のままでは実現できないのが出産であるはずだ。先に述べたように、第三者の精子を提供してもらう精子バンクなどの手もあるが、私にはそこまで割り切って考えられないところがある。見ず知らずの男性であっても、男性側の感情も大事だと思うし、生まれてきた子どもがどう思うだろうかという気持ちもある。

佐藤さんも「精子バンクを使おうとまでは、まだ思えない」とこぼした。シングルで子どもを産む選択もありだが、精子をどうするかについては、まだ答えが出ていない。私にはそう映った。

ただ、佐藤さんは「私は結婚もしてないけど、産みたいって気持ちは本物」だと続けた。振り返れば、私が初めて佐藤さんを知ったのは、先述の通り、彼女のオンライン上での発信がきっかけだった。卵子凍結を体験して感じたことや考えたことを、等身大の言葉で綴る内容と人柄に、同世代の一女性として、「どんな人だろう?」と興味を惹かれたのだ。

彼女は、卵子凍結にまつわる発信の理由について、こう振り返る。

「私の一連の発信は、妊娠・出産経験のない適齢期を過ぎた30代のいわゆる〝おひとり様〟が、〝一人で勝手に卵子凍結をしてみたよ、この歳で今更いろいろ知ったよ、もう産めないかもしれないけど子どもほしくなったよ、なにか文句ある?(笑)〟という内容を、世に出したかったんだと思います。卵子凍結をすることも、子どもをほしいと思うことも、まったくもって個人の自由なんだよ、と発信することで、たとえ子どもができなくたって、産めなくたって、人生は全然大丈夫なんだと自分の中で結論付けたかったんですよね」

恋人がいなくても、結婚していなくても、子どもを産んでみたいと思う――。それは一人の女性として、ごくごく自然な感情だと思う。世間的なあれこれは差し置いて、子どもを産んでみたいというのは、生物としての根源的な欲求とも言えるのではないだろうか。

パートナーがいない女性は、「産みたい」と言ってはいけない。そんなルールはどこにもないはずなのに、何事も〝自己責任〟と言われるような最近の社会では、それを口にするのがためらわれる空気が確実に存在するように思える。はっきり「産みたい！」とは言えない時点で産むべきではない、という空気もあるように感じる。

「だから私は、堂々と、産みたい！って言っちゃおうと思うんです」

佐藤さんが、あまりに明るくそう言ってのける姿勢に、私はたじろいだ。

そしてこの言葉に、佐藤さんという人が表れていると思った。女性にとって、産む、あるいは産まないというテーマは、時にとてもセンシティブなものになりがちだ。産みたいけど、産めなかった時に怖いから、産みたいっていうのはやめておこう。だって、〝あの人、産みたかったけど産めなかったんだ〟とは見られたくないから――。私自身、そんなふうにセーブする人の気持ちが、よく理解できるし、自分にもそういうところがある。それはつまり、周りの目を気にしたり、見栄を張ったり、強がったりする気持ちだ。

だからこそ、あまりに軽やかに「産みたくても産めなかったって、明るく堂々と話していきたい」と言ってのける佐藤さんを前に感動し、同時に打ちのめされた。

世の中には、さまざまな事情から、望んでも出産に向き合えない女性が多くいる。パートナーの問題、仕事やお金の問題、人生の優先順位の問題など、あらゆる事情がネックとなって、「望んでも今は産めないから」と卵子凍結を選ぶ女性は少なくない。佐藤さんは言う。

「ようやく子どもが欲しい！となったとしても、そんなに現実は甘くなく、恋愛も難しいし、妊娠も難しいし、年齢的にもう遅いかもしれない……ということは往々にしてあります。卵子凍結したけど、使わないまま保管期限切れになるケースもたくさんありますよね。そういった厳しい現実はあるけれども、産める産めないにかかわらず、ここまでたどり着くまでに出会った友人や経験、そして何より新しい自分を、自分なりに精一杯抱きしめながら前進するしか人生に道はないのだから、どちらにせよ、堂々と明るく楽しく生きていきたいなと思うんです」

胸がすく思いがした。同時に猛烈に共感し、励まされた。そうだ、人生、子どもを産めるか産めないかが重要なわけではない。そんなことより、自分が正々堂々と、明るく楽しく人生を生きられるかどうかの方が、よっぽど重要だ。そんなごくシンプルで当たり前のことを、タイムリミットのせめぎ合いにいる女性自身が言える強さたるや。

振り返れば、佐藤さんの姿勢は常に一貫している。人からどう見られるかではなく、自分自身の心に正直に、心から納得して、人生を歩んでいくことを大切にする。

彼女にとって、産めるか産めないかは重要なことではない。だから卵子凍結の選択も、大したことじゃない。あくまで自分自身が面白がって人生を生きるための、一つの手段に過ぎないのだ。

## 「キャリアを優先」してきたつもりではないけれど

卵子凍結は、多くの場合、未婚の女性が対象だ。

大きなポイントが、若い頃の卵子を凍結保存しておくことで、妊娠しやすい期間を引き延ばすのを期待できることにある。卵子は年齢とともに減少し、受精する力や着床する力などに結びつく〝質〟が低下していく。そして年齢が上がるにつれ、妊娠率や出産率は低下する傾向にある。また、妊娠・出産時の合併症や早産、流産などのリスクも高まる。そのため、確実な妊娠のためには、医学的に〝出産適齢期〟とされる20〜30代前半のうちに、妊娠・出産することが望ましいとされている。

一般的に、不妊治療は、加齢による卵子の質の低下が原因で行われる場合が多いが、卵子の質の低下は、治療によって改善することはできない。女性には、妊娠・出産において時間的な制限があり、個人差もある。

一方、〝出産適齢期〟とされる20〜30代前半の年代は、社会的に活躍の幅が広がり、働き盛りとも言える年代だ。特に社会に出たての20代は、新たな出会いや経験を重ね、自分の世界が大きく広がっていく時期でもある。生物的には〝出産適齢期〟とは言え、パートナーの状況や、キャリアプランとの兼ね合いからも、なかなか妊娠や出産を考えられないという人も多い。こうした中、加齢の影響を少しでも避けるための〝将来への備え〟として、若いうちに卵子を採取し、凍結保存しようとする動きが広がっている。

恥ずかしながら、私は出産適齢期の年齢について、36歳の時に初めて知った。35歳を超えての初産《ういざん》を高齢出産と呼ぶことは知っていたし、「産むのはできるだけ早い方がいいよ」という言葉は何度も聞いたことがあったが、具体的なことまではよく分かっていなかった。

目を向けようとしてこなかったというのが正しいかもしれない。

周りの同世代で、「子どもはいずれそのうちに」と考えている出産していない友人知人らも同様に、出産適齢期について、いまいち理解していないところがあったと思う。産もうと思えば、40代でも全然産める。現に今は40代で出産している芸能人も珍しくないじゃないか。そんな風に考えている人が多い。

浪人や留年がない場合、4年制大学を卒業する時点で満22歳。社会に出て、そこから35歳までの13年なんて、本当にあっという間というのが、私自身の実感でもある。自分自身を振り返れば、社会に出たての数年は、とにかく仕事を覚えるのに必死。20代は、平日は連日夜遅くまで仕事をして、同期や友人と飲んで帰るのが常で、それが楽しかった。外食が多いから、家計に占める食費の割合を示すエンゲル係数は常に高め。服や靴に始まり、欲しいものもたくさんあって、貯金なんてほとんどしていなかった。当時を振り返ると、「あの頃は刹那的に生きていたなあ」と思う。そんな20代の頃、妊娠や出産について考えることなんて皆無だった。

失敗もしながら、少しずつできることが増えていくたびに、裁量も広がり、やりがいや楽しさもついてくる。そして、「もっとこうなりたい」という欲も出てくる。実際、やりたいことがある程度、余裕をもってできるようになったと感じたのは、30代に入ってからだ。

妊娠や出産については、30代に入っても、「そのうち自分も産むのかもしれない」とは漠然と思いつつも、ずっと遠い話だった。「いずれ産んでみたい気はするけど、それはまだ先の話」と目を瞑《つむ》り、目の前のやるべきことや、やりたいことに向かっていたら、あっという間に35歳。気づけば、〝出産適齢期〟なるものを超えていた。仕事が中心の20~30代を過ごしてきたが、決して〝キャリアを優先してきた〟という意識はない。

2歳年下の夫とは、私が27歳の頃から付き合い始め、32歳と30歳で結婚した。二人とも、安定を優先するというより、後から「やり残した」と思うことがないように日々を生きていきたい方である。付き合い始めて1年で、二人とも当時勤めていた会社を辞め、半年近くバックパックを背負って海外を旅したのも同様の理由からだ。「あの時、あれをやっておけば良かった」と思うことは、なるべく避けたいから、多少無理してでも、その時にやりたいことや「やった方がいい」と思うことを選んできた20~30代だったと思う。

そんな私たちは、結婚してからも、お互いにまだまだやりたいことがたくさん。「すぐに子どもを」とはならなかった。同時に、身体的な出産適齢期というものを特に意識することもなかった。「当面は、夫婦二人の生活を気楽に楽しもう」という感じで、子どもは引き続き、「まあ、いずれそのうちに」という感覚。夫婦ともにのんびり構えていた方だと思う。

時折、周りから「子どもとか考えてないの?」と聞かれることもあったが、「うーん……まあ、もうちょっと先かな」などと濁していた。「早く産んだ方が良いよ」という声もあったが、「だよね〜」と同調はしつつ、真剣には考えなかった。夫婦二人の気ままな生活も楽しくて、その暮らしに満足していたからだと思う。そんな風に「先延ばしにしている」という実感すらないうちに、気づけば30代後半に突入していた。同時期に妊娠や出産のタイムリミットについて知り、焦り始めたというのが正直なところだ。周りを見渡しても、そんな女性は、決して少なくはないように思える。

状況の違いはあれど、健康な女性の卵子凍結に大きな関心が寄せられている所以《ゆえん》も、こうしたところにあるのではないかと思う。いわゆる出産適齢期と、現実との間にあるギャップだ。今の20〜30代は、昔よりも選択肢が多く、生き方に対する価値観の多様化が進んでいる。恋愛や結婚、子ども、仕事への考え方など、「何を幸せと思うか」という価値観もそれぞれだ。いくら生物学的には出産適齢期だったとしても、それより優先したいことがあるのが、今の20〜30代のリアルだと思う。

都内で最も歴史のある不妊治療クリニックである「はらメディカルクリニック」では、

患者からの要望に応える形で、健康な女性の卵子凍結を、２０２１年3月に始めた。卵子凍結を行った患者数は、21年が63人、22年が２５８人、23年が３３９人と、年々増加。特に東京都が健康な女性に対して卵子凍結への助成金を出し始めた23年から、「関心が一気に高まった」とする。

卵子凍結へのニーズや関心が、これほどまでに広がっていること自体が、出産適齢期と現実とのギャップの大きさを、如実に物語っている。

## 生涯の卵子数は、生まれた時点で決まっている

なぜ女性は年齢が高くなると、子どもを産める可能性が低くなるのか。その理由はこうだ。

卵子は裸のままで卵巣に存在するのではなく、卵胞という1ミリ足らずの小さな袋に保存されている。初潮を迎えた生殖年齢にある女性は、この卵胞が毎月一つずつ発育して20ミリぐらいの大きさになると破裂し、排卵する。

これらの卵胞内にある卵子は、全て女性が生まれる前につくられたもので、生まれてから新たにつくられることはない。卵子の元になる卵母細胞は、女児がまだ母体内にいる胎

生5カ月頃に最も多く、約500〜700万個存在する。その後、急速にその数が減少し、出生時には約100〜200万個、初経が始まる思春期頃には、30万個まで減少する。そのうち、排卵する卵子の数は400〜500個と1％以下にとどまる。この卵母細胞の数は増加することはなく、37歳頃を過ぎると急速に減少し、卵母細胞の数が約1000個以下になると閉経する（巻末図表❶）。

卵子は排卵の出番が来るまで、卵巣の中で眠って待っている。この眠っている間にも、卵子は老化していく。通常、女性は思春期になると、この卵母細胞の中から毎月一つの卵子を成熟させ、排卵する。その一つの卵子が排卵され月経が終わるまでの過程で1000〜2000個の卵母細胞が淘汰され、消えてなくなる。卵子凍結は、その消えてなくなるはずの複数の卵子の元を、排卵直前まで成熟させ採取し、将来の妊娠のために保管しておくものだ。

卵子凍結のメリットの一つが、採取した時点での卵子を保管できることにある。つまり、卵子の老化に伴うリスクやデメリットを防ぐことにつながるのだ。長年にわたり、生殖医療分野の医師や学生の教育に携わりながら、生殖医学研究とフィールドワークを行ってきた石原理《おさむ》教授（女子栄養大学）は、著書『生殖医療の衝撃』で、卵子が生まれるメカニズムや卵子老化のリスクについて、こう説明している。「卵子は母体となる女性と同じ齢を重ねていくため、次第に老化していく。だから、卵子の『休眠期間』が長くなればなるほど、卵子にも様々な不具合が蓄積していく。代表的なのが染色体異常だ。分裂する時に、本来、均等であるべき染色体の配分がうまくいかず、染色体の異数性などの問題が起こり、流産したり、生まれてくる子どもが障害を抱えたり、そもそも妊娠しにくくなったりする。染色体異常を原因とする先天的な疾患としては、ダウン症が最もよく知られている。

女性の加齢に伴って、流産する確率やダウン症の発生確率は年々高まり、反対に妊娠率は年々低下していく。女性が妊娠しにくくなるという問題は、排卵の完全になくなる時期（閉経）の直前から始まると考えている人も多いが、実際には閉経の随分前から、排卵される卵子の質に問題が生じているのだ」

## 将来に選択肢を残したい

卵子凍結のポイントの一つに、独身の女性であっても、卵子の保存が可能ということがある。その時点ではパートナーがいなくても、将来の妊娠に備えて一人でできることから、〝エア妊活〟と呼ばれることもある。エア妊活は、子どもがほしくなった時になるべくスムーズに妊娠できるよう、産むための身体や気持ち、環境を少しずつ整えていくことを指す動きだ。

「卵子凍結によって、将来的に産む可能性をキープすることで、かけがえのない〝今〟を安心して生きられる人も多いのです。その意味で、卵子凍結は未来のための保険のようで、実は今の自分を守る技術でもあると思います」

　生殖工学博士として、卵子凍結のカウンセリングや凍結卵子の保管サービスを行うプリンセスバンク代表の香《か》川《がわ》則子《のりこ》さんは言う。卵子凍結をする理由として、取材の中でもよく聞かれたのが、「将来に選択肢を残したいから」「あとで後悔したくないから」というものだ。それとあわせ、「卵子凍結することで、現時点でやれることはやったという安心感を得たいから」という声も多かった。

　香川さんは、これまで3千人を超える女性のカウンセリングを通じ、妊娠や出産に悩む女性の声に向き合ってきた。その多くが、「30代後半以降」に妊活が始まりそうだと感じ、漠然と「いつかは一人ぐらい産めるはず」と思っている、働く女性たち。相談に来る時点ではパートナーがいない女性が多く、「卵子の老化だけは自分一人でどうにか回避できそうだとアクションを起こすようです」（香川さん）

　一方、パートナーがいても「相手の心の準備がまだできていないから」という理由で凍結する人も一定数いるようだ。前出のはらメディカルクリニックより14年も早い２００７

年から、社会的適応の卵子凍結に取り組んでいるオーク会の船曳美也子《ふなびきみやこ》医師が言う。

「夫婦やカップルであっても、男性側が〝出産はもう少し先がいい〟と希望しているという話もよく聞きます。一般的に、妊娠・出産までには、①パートナーをつくる、②結婚する、③子どもを持つ意思を二人で固めるという3段階がありますが、そこまでの道のりがあまりに遠いという人も多い。〝まず自分一人でできることを〟と、卵子凍結を選択する傾向もあります」

## 卵子凍結の進め方

卵子凍結の、おおまかな手順はこうだ。

まずは、排卵誘発剤を投与しながら、卵胞を育てる。通常、1回の生理周期で排卵される卵子は1個。卵子凍結では、一度の採卵手術で複数個の卵子を採取するために、採卵手術の約2週間前から排卵誘発剤を投与し、できるだけたくさんの卵胞を育てていく。

なお、一度にたくさん採卵すると、卵子が早く失くなってしまい、その分閉経が早くなるのではと心配に思うかもしれないが、それはない。排卵誘発剤を使うと、本来、その時期に排卵に至らず淘汰されるはずの1000〜2000個の卵胞も育てることになり、そのうちいくつかの卵胞を採卵できることになる。つまり、たくさん採卵したからといって、卵胞が過剰に消費されることにはならない。

排卵誘発剤は、注射か飲み薬で投与されるが、注射の場合には病院に頻繁に通うことを避けるため、佐藤さんのように「自己注射」を選択するのが一般的だ。

予想した卵胞の数に近づき、成熟した卵子ができたと医師が判断したら、排卵を促進するための筋肉注射をする。そして注射後、約36~40時間後に採卵手術を行う。

採卵手術は、膣の内部から細い針を卵巣に刺し、一つひとつの卵胞から卵子を吸い出す（巻末図表❷）。一般的に、一度の採卵数の目安は数個から10数個とされており、もし1回の採卵手術で希望数の卵子が採取できなかった場合は、再度手術に臨む人もいる。

なお、採卵には痛みが発生するため、採卵する数や状態によって、麻酔や鎮静剤の使用が検討される。採卵数が少ない場合やクリニックの方針などで、中には無麻酔で実施されることもあるが、多くの場合、局所麻酔か静脈麻酔、あるいはそれらの併用という形で、何らかの麻酔を使用して行われる。採卵自体は10~15分程度と短時間で終わり、日帰り手術として行われる場合がほとんど。術後に出社する人もいるという。

取り出した卵子はマイナス196℃の液体窒素で凍結され、専用の容器に入れて保管される。

保管期限はクリニックによって異なるが、満45～50歳までとしているところが多い。自費診療となるため、凍結までにかかる費用や保管料を含め、30万～100万円前後を自分で捻出する必要があり、経済的な負担も大きい。

それでも高い関心が集まるのはなぜなのか。次章より、その背景を考えてみよう。

共通アンケート
佐藤陽子さん
39歳
AI関係

＊趣味

旅行、読書

＊好きな食べ物

焼肉、クリームシチュー

＊休みの日の過ごし方

友人とご飯、デート、ジム、美容メンテナンス

＊一日の中で欠かせない時間

お風呂の後のスキンケアの時間

＊好きな本

江國香織『思いわずらうことなく愉しく生きよ』

＊好きな映画

「Good Will Hunting」

＊好きな音楽

The Beatles「Here Comes the Sun」

＊気分転換の方法

旅行、キャンプ、パンづくり、日記をつける

＊落ち込んだ時の切り替え方

旅行、キャンプ、パンづくり、日記をつける

＊1カ月の中で、何にお金を使うことが多いか。簡単な理由とあわせて

美容メンテナンス系：自己投資と言いながら、マッサージ、エステ、化粧品にやたらと使ってしまう。

＊好きな言葉、座右の銘

元気があればなんでもできる

＊卵子凍結を考えている人に対して、一言メッセージ

卵子凍結をやるやらないに正解も不正解もないので、興味があればやってみたらいいと思いますし、やらなくてもいいと思います。

## Episode2

木村和子さん（仮名・41歳・外資系金融機関）

---

どこかで
〝親に孫を抱かせてあげないと〟
とこだわってる。
何でだろうね……

「私、卵子凍結したくって」

ある時、30~40代の習い事仲間で集まった飲み会で、木村さんはこう切り出した。昔から、こうしたテーマを口にすることに対し、抵抗感は全くない。職場の男性にも「今日は生理だから、体調が微妙で」などと普通に話してきた。

「だって何も悪いことじゃないし。隠す必要がどこにあるの?」と、あっけらかんとしている。そんな延長線上で、「卵子凍結を考えている」という話題も、率直に思いを口にしてきた。

当時はまだ、健康な女性で卵子凍結をしている人が、周囲にはいなかった。「何それ?」という反応も多かった中、冒頭の飲み会メンバーの一人だった年上の女性が「あ、私やったよ」と反応した。初めて聞いた「私、卵子凍結やったよ」という声。「興味あるなら、やったらいいんじゃない? 損することはないよ」と背中を押された。

その女性から、クリニックを紹介してもらい、卵子凍結をしたのが40〜41歳にかけてのことだった。

外資系金融機関に勤務する木村和子さん（仮名・41歳）。海外の大学院を卒業した後、コンサルティング会社に就職。その後、ワーキングホリデーで欧州に渡航中に、現地にある日系の金融機関で働き始めた。ワーキングホリデービザの保持者を、積極的に現地で雇用する企業は少なくないが、彼女の場合、前職の経験が買われたのも大きい。その後、約3年間の海外勤務を経て帰国したのが、34歳の時だった。以来日本でのキャリアを着実に築き、今は大手外資系金融機関の、望むポジションで活躍している。同業種から転職の誘いも多く、順風満帆なキャリアを築いている。

仕事は好きだ。やりがいもあり、誇りを持って働いている。だが、パートナー不在のまま40歳を迎えたのを踏まえると、今になって、「少し仕事中心で来すぎたかもしれない」ともこぼす。無論、好きな仕事を頑張ってきた結果、プライベートが少しばかり後回しになってしまったことに後悔はない。だが年齢を重ねる中で、「もっと他にできたことがあったんじゃないかと思う時もある」という。

――「仕事中心で来すぎたかも」とするならば、それはどんな理由から？

「私は金融の仕事を海外でスタートしたから、日本で金融に勤めた経験はなかった。だから30代半ばで帰国してからは、日本の金融業界でキャリアを築かないといけないって焦ってたの。なぜなら帰国した時は、また一からキャリアを築く感覚だったから。外資系は能力主義がはっきりしていて、いつクビになってもおかしくない。そんな中で能力を認められる仕事をするには、ある程度、仕事中心じゃないとやってこられなかったとも思う」

――「もっと他にできたことがあったかも」とするならば、例えばどんなこと？

「うーん、例えば結婚とか出産とか……。恋愛は時々したけど、特別な関係にまでは発展しないという方が正しいかな。仕事中心でやってきたからこそ、今のキャリアがあると思うけれど、結婚や出産とは、縁がないままここまで来ちゃってる。20代の頃は、漠然と〝30歳前後で結婚するのかな〟と思ってたけど、今この歳になると、現実はこんなもんかって思うよね」

――この先、結婚や出産はしたいと思う？

「もちろんしたい。好きな人と結婚して、好きな人との子どもがほしい。年齢を考えると今すぐにでも妊娠して子どもを産みたいけど、相手がなかなかね……」

――恋愛や結婚に対して、理想はある？

「こうだったらいいなと思うことはいろいろあるけど、まずは相手ありき。恋愛や結婚は、自分の理想を追求するのではなくて、相手と一緒に自分たちでつくっていくものだと思うから。その上で、私が漠然と抱いている理想は、一緒にいて、日常の幸せを感じられる人かな。例えば一日の終わり、一緒にワインを一杯飲みながら、その日にあったことを語り合えるような人とか。お互いを尊重し合える関係性でいられて、日々の小さな幸せを感じられるような恋愛や結婚がいいなって思う」

――子どもを持つことも、その考えの延長線上？

「そう。家族でも、それぞれ別の人間として、尊重し合える間柄がいい。パートナーシップでも家族でも、喧嘩とかいざこざもあると思うけど、逃げるとか相手を否定するとかじゃなくて、それを楽しんで乗り越えていけるような関係性がいいな。私は喧嘩やいざこざも、悪いものだとは全く思わなくて、それがあるからお互いをより知ることができるし、関係を深められる。そういう積み重ねで、いつか笑いの絶えない家庭をつくれたらいいなあって思う」

実は彼女とは、15年来の付き合いになる。お互い20代で出会った頃から、付かず離れずの関係が続き、今もともに楽しくお酒を飲める存在だ。彼女が最初の仕事を辞めた後、20代でワーキングホリデーに飛び出し、渡航先で金融業界に飛び込んだと聞いた時は驚いた。新たな仕事への転身を物ともせずに、現地でサバイブしてきた約3年。そして帰国後の忙しい日々。自分でも「仕事をやり過ぎちゃうところがある」と話すように、時に周りが心配するほど、仕事に没頭してしまうところがあるのは20代の頃からだ。私自身、彼女の過酷な仕事ぶりを聞いて、「何もそこまでしなくても」と思ったのは一度や二度ではない。繁忙期になれば、深夜まで仕事をし、数時間休んで早朝から出勤するの繰り返し。「最近、忙しくてあんまり寝られてないんだよね」と言いつつ、睡眠よりも飲みに行くのを優先させたりする。元来、体と精神力が丈夫なのだろうが、「もっと自分を労《いたわ》ってあげないと」と心配になることもあった。

「仕事でも恋愛でも、尽くすっていうのが私の性《さが》だと思う。算命学（古代中国で生まれた占い）でも、〝あなたは尽くす人だ〟って言われて、自分で納得しちゃった。相手が信頼してくれるなら、とことんやるし、生半可なことはしたくない。人に何かをして、喜ぶのを見るとハッピーだし、人が幸せな姿を見るのが私の幸せ。あと私、お金を稼ぐのが好きだから。お金って、あるに越したことはないじゃない？」

多忙だが、美味しいレストランに行ったり、人とお酒を飲みに行くのが大好き。飲み始めたらとことん飲む。度重なる飲食を相殺する目的で、ジムやパーソナルトレーニングにも通っている。先日会った時も、「このあいだ韓国に美容施術を受けに行ってきたんだけど、それがめちゃくちゃ痛くてさ」と、顔に絆創膏を貼り付け、ビールジョッキを傾けながら施術について楽しそうに話していた。ガッツがあって、仕事にも打ち込む一方で、人生を楽しむことや自分磨きにも貪欲だ。

竹を割ったような性格で、好き嫌いがはっきりしているが、交友関係も幅広く、愛情豊かな女性である。そんな彼女と飲むお酒は、うまくて楽しい。

豪快な面に目が行きがちだが、こと恋愛となると、途端に繊細で慎重になる印象だ。のめり込んだら一途でまっしぐら。好きな人ができると、話題はその人一色になる。だが、なかなか「この人」と思える人との出会いがないという。「相手となかなか真剣な付き合いに発展しない」というのも、彼女のコンプレックスだった。

ある時、久しぶりに上京するタイミングで「飲みに行こうよ」と連絡すると、彼女には珍しく、歯切れの悪い返事が返ってきた。「ちょっと当日にならないと行けるか分からないから、また連絡する」という。忙しそうだから今回は会うのが難しいかなと思っていたら、当日「今夜行ける！　行こう！」と連絡があった。

平日の夜、仕事終わりの彼女と、都心のタイ料理店で待ち合わせ、ビールで乾杯。すると、彼女がポツリと言った。

「実はさ。私、このあいだ卵子凍結したんだよね」

聞けば、「当日にならないと行けるか分からない」というのは、採卵後の副作用を心配してのことだったという。数日過ごし、思ったより副作用の影響がなく、「今日は行ける」と判断してくれたらしい。

「ラインで説明すると、話が長くなるからさ」とビールを傾ける彼女に、その経緯を聞いたのが2年前のこと。当時も、大変興味深く話を聞いたのだが、それから卵子凍結について取材する機会が度々出てきた。そんな中で、「彼女だったらどう思うか話を聞いてみたい」と思うことが多々あった。

そこで今回、本を書くにあたり、さっぱりと「何でも聞いて」と言ってくれた彼女に、これまで聞いたことがなかった質問も含めて、ストレートに投げかけさせてもらった。

「いつかはほしいと思ってたけど、〝じゃあ具体的に〟とは、なかなかならなかったんだよね。だってパートナーがいないから」

子どもの話である。彼女とは、恋愛や結婚について話すことはあっても、子どもについてはあまり話すことがなかった。改めて、卵子凍結に至った経緯から振り返る。

卵子凍結については、比較的早い時期から知っていた。30代後半になり、年齢を重ねるにつれ、「この先私は、子どもを産めるのだろうか」という焦りが募り始めた。年齢が上がるにつれ、妊娠率が低くなるのは漠然と知っていたためだ。だが、相手がいないため、子どもについては真剣に考えられないまま、時が過ぎていたという。「この人と子どもを持ちたい」と思えるようなパートナーと出会える気配がないまま、40歳を目前に控え、卵子凍結について真剣に考えるようになった。「40代という数字に焦ったところもあった」と打ち明ける。

「この先、一緒に子どもを持つことを考えられるようなパートナーと、いつ出会えるかなんて全く分からない。でも何となく私は、この先子どもがほしいと思う気がした。なら卵子凍結しかないよねって」

ところがその頃、健康な女性の卵子凍結に対応しているクリニックが、なかなか見つけられなかった。健康な女性の卵子凍結、いわば社会的適応の卵子凍結が広がり始める潮目となったのは、２０２２年12月、東京都の小池百合子都知事が、「ライフプランの選択肢を支援する」として、卵子凍結に助成金を出す考えを示したタイミングだ。これを機に、都内を皮切りに、全国的に健康な女性の卵子凍結への関心が高まり、実施する医療機関も増えた。木村さんが卵子凍結のためにクリニックを探し始めた時期は、まだまだ社会的な関心が低かった頃だ。定期的に通っていた婦人科の医師に、「卵子凍結がしたい」と相談したこともある。だが、その婦人科では「健康な女性の卵子凍結はやっていない」と言われた。いくつかのクリニックに問い合わせ、調べてみたが、同様の返事だった。

それから数年経ち、健康な女性の卵子凍結を行うクリニックがいくつか出てきた。決断さえすれば、卵子凍結ができる状況にはあったが、何せ費用が高額だ。収入にかかわらず、何にお金をかけてどの出費を抑えるかには個人差がある。それなりに貯金はある木村さんだが、将来、確実に使うとも限らないものに、何十万とお金を投じることを決断するには、少々時間を要した。働きながら一人で生計を立てている女性が、確かな未来ではないものに、どこまでお金をかけられるか。「この金額を払ってまで、やるかどうか」と二の足を踏む期間が半年ほどあったという。その後、冒頭の年上の女性の紹介で、いよいよ決心がついたのだった。

友人に紹介されて訪れたのは、都心のオフィス街の高層ビルの中に位置する、不妊治療の有名クリニック。暖色系の照明に、アーチ状の曲線が広がる優雅な受付。その前に、ずらりと待合の椅子が並ぶ。そこには同世代や年下と思われる女性が、大勢座っていた。

「最初に見た時は、妊娠とか出産に悩んでる女性がこんなにいるんだって、ちょっとびっくりした。でも、通ううちに当たり前の光景になって、すぐに慣れたよね」

診察室で向かい合った医師からは、「40代になると、卵子の質が下がり、数も取りづらくなる」と言われた。面と向かって言われると、「どうせやるなら急いだ方がいい」と気持ちがさらに固まった。必要な検査を終え、すぐに採卵に向けた準備に取り掛かった。

その後、40歳から41歳にかけ、3回の採卵手術を行い、合計15個の卵子を凍結保存する。かかった費用は、採卵1周期につき約30万円、3周期分で合計90万円ほど。保管費用は、1年につき約20万円だ。費用面はもちろん、採卵に向けて毎日打つ注射や採卵手術など、精神的にも肉体的にも負担が大きかったが、「卵子凍結によって、妊娠出産の可能性を少しでも保てるなら、という一心で臨んだ」と振り返る。

未受精卵の凍結は、受精卵凍結に比べると妊娠率が下がることもあり、少しでも卵子の数が多い方が、妊娠出産の確率が上がるとされる。卵子は受精卵に比べて水分量が多いことから、凍結時の水分膨張により組織破壊が起こり、融解時に卵子の質が低下する場合があるためだ。卵子の質の低下は、その後の受精や受精卵の発育に悪影響を及ぼすことが知られており、「凍結していない卵子」と「凍結した卵子」で比較すると、凍結した卵子の成績は約半分とされる。このデメリットを最小限にするために、少しでも卵子の数を多く凍結保存しておくことが望ましいとされている。

だが木村さんの場合、年齢的な影響もあってか、一度の採卵で卵子の数が思うように取れず、2回目、3回目と採卵を繰り返した。排卵誘発剤を打ちながら、卵子の発育状態を確認している段階では「このままいけば（1回の採卵で）20個ぐらい取れそう」と言われていたのだが、実際採卵してみると、凍結できる卵子の数はぐっと少なかった。

「あれだけ頑張って3回の採卵をしても、合計で15個が限界。気持ち的にはまだまだ若いつもりだけど、身体の年齢には抗えないんだなと思った」

4回目の採卵が頭をよぎったこともあるが、身体的、金銭的な負担の両面を踏まえると、「3回が限度だった」とこぼす。

「卵子凍結という、将来使うか分からないもの、確証のないものに対して、どれだけお金を払うかは個人によって違うと思う。私の場合は100万円ぐらいが限度だった」

想像以上の痛みを伴ったのが、採卵手術だ。婦人科の診察にも慣れている方で、採卵に対しても、そこまで心理的なハードルはなかった。採卵当日、手術台に上がって脚を広げながら、「で、どうやって卵子を取るんでしたっけ？」と、手術方法を確認したぐらいに余裕があった。

「それが、採卵がめっちゃくちゃ痛くて。痛くて失神した時間があったぐらい痛かった」

木村さんは、顔をしかめながら振り返る。木村さんが通ったクリニックでは、採卵時、静脈麻酔にするか局所麻酔にするか患者自身が選ぶ方式で、静脈麻酔の方が3万円ほど、金額が高かった。トータルの費用からすれば、たかだか3万円ではあるのだが、ただでさえ高い費用がかかるのを踏まえると、抑えられるところは少しでも費用を抑えたい。痛みにも強い方だという自覚があったので、「局所麻酔で大丈夫だろう」と判断した。

ところが、その局所麻酔が、「本当に麻酔してる？」と思うほどの痛さだった。麻酔によって、子宮周りは無感覚になるかと思いきや、針で卵巣を突かれている感覚がはっきりと分かったのだ。採卵は、膣の奥から卵巣に向かって針を刺し、卵子を採取するが、その卵子を取る瞬間が、悶《もだ》えるほど痛かったという。「これを耐えたら、卵子が取れる」「少しでもいい卵子が取れますように」——。その一心で、冷や汗をかきながら、必死で痛みに耐えた。

それほどまでに苦痛と戦った1度目の採卵。局所麻酔に懲りて、2度目の採卵からは麻酔方法を変えたかと思いきや、2度目、3度目も局所麻酔で臨んだというから、彼女のタフさがうかがえる。「1回目の採卵で、痛みに慣れたのもあって、2回目、3回目はそこまでヘビーに感じなかった」とはいうものの、精神力がないと、なかなか耐えられないのではないかと思う。

身体的な負担は、他にもある。採卵前、排卵誘発剤を自己注射して卵胞を育てる過程では、ホルモンバランスが崩れ、疲れやすくなったり、気分が上下するなどの影響が出た。下腹部が張ったり、無性にイライラしたりと、気分の浮き沈みも激しい。生理前のPMS（月経前症候群）と呼ばれる症状ともまた違う、特有の体調の悪さを感じた。

仕事と並行しながらの治療には、ストレスもあった。採卵する周期には、卵胞の発育状態を確認するため、頻繁に病院に通う必要が出てくる。木村さんの職場は、在宅ワークが取り入れられており、比較的通院しやすかったものの、出社が前提の会社員の場合、通院だけでも相当なストレスになることは容易に想像できた。とにかく待ち時間が長いためだ。卵子凍結は、主に不妊治療を行うクリニックで行われているが、人気のクリニックほど待ち時間が長くなる。木村さんも毎回、時間指定で予約を入れているものの、呼ばれるのは早くて予約時間の30〜40分後、通常は1〜2時間の待ち時間が常だった。

それもあって、待合室では、多くの女性がパソコンを持参し、仕事をしながら長い待ち時間を潰していた。フルタイムで働きながら不妊治療を続ける女性も多い現在。木村さんが通ったクリニックはＷｉＦｉ（ワイファイ）完備で、待合室にはワークスペースもあり、仕事しながら待てる環境が整えられていた。

「みんなパソコン持参で、カタカタやりながら待ってる感じ。待ち時間が長いから、ワークスペースがあって助かる人が多いと思う」

3回の採卵手術は、すべて違う医師の担当だった。本当は3回とも同じ医師に担当してほしかったが、卵胞の発育状態によって採卵スケジュールが左右されることも踏まえると、複数の医師が担当することも「仕方がないかな」と思えた。

胸にズキッと突き刺さったのが、3度目に採卵した医師から言われた「卵子凍結も良いけれど、相手を見つけないと」という言葉。「卵子を取って凍結するのは、こちらとしては良いのですが、あなたの立場に立って考えたら、お金もたくさんかかる。まずは相手を見つけないと」と真正面から言われた時はさすがにショックだった。

確かにいくら卵子を保存したところで、使い道がないと無駄になってしまう。だが、そんなことは百も承知で、葛藤を重ねた末に卵子凍結に臨んでいるのだ。医師と言えども、自分をよく知らない他人から言われたくはない言葉だった。

「私のことを思って言ってくれてるんだと思うけど……。それは言われなくても、私が一番分かってる」

その医師は、「精子は若い男性の方が元気ですから、相手を見つけるなら、なるべく若い人が良いですよ」とも続けたという。今後の妊娠・出産の確率を少しでも上げたいなら、なるべく若い精子の持ち主を、という意味である。

「そりゃ、生物学的に見たらそうなのかもしれないけど……それがどれだけ難しいことか、分かって言ってるのかなって思うよね」

35歳を超えて、新たに出会いを求めることのハードルの高さは、卵子凍結の取材の中で、女性たちから繰り返し聞かれた言葉だ。特に相手が結婚の先に子どもを望んでいるとなると、「35歳を過ぎたら厳しいし、40歳を超えたらまず選ばれない」と口にする女性が多かった。

「例えば結婚相談所に登録している男性も、将来的に子どもを望んでいる人が多い。となると必然的に、少しでも若い女性に目が向くということなんだと思う」（木村さん）

木村さんが出会うための努力を重ねてきたことは、私も知っている。友人の紹介、各種マッチングアプリに結婚相談所。ただ漫然と時を過ごしてきたわけではなく、彼女なりにいろんな手段で婚活をし、パートナーをつくろうと励んできた。

だが、婚活を通じ、厳しい現実を目の当たりにすることになる。前述した、年齢という壁だ。

例えば――。結婚相談所では、プロフィールにある〝条件〟を見た上で、会ってみるかどうかを決めるのが一般的だ。結婚相談所で働く知人からも、「女性は40代に入ったら、結婚相談所を通じての結婚は難しい」とはっきり言われたし、「結婚相談所なんて、あなたには合わないからやめた方がいい」という声もあった。確かに相手の条件から入るのは、「ちょっと違うな」とは思ったが、「まずはやってみないと分からない」と登録してみたのだった。

結果的に、登録したのは40歳の3カ月間。相手からのオファーは来ても数件で、50代、60代の男性ばかりだった。その中で二人だけ、見合いをした相手がいるが、「会うのが疲れる相手だった」という。

「私が頑張って〝接待コミュニケーション〟をしないと、話が続かない感じ。仕事でもないのに、そんなに頑張らないといけないのはつらいなと。相手に興味も持てないし、また会おうとは思えなかった」

無論、オファーを待つだけでなく、相談所の担当者からの助言もあって、自分からも

100人を超える男性にお見合いを申し込んだ。だが、見事に全て断られた。理由はおそらく、年齢だ。「40代に入ると、結婚相談所での結婚は難しい」と知人から言われた言葉の意味が分かったような気がした。

「婚活でよく聞く言葉で、男性は女性を〝年齢〟で見る、女性は男性を〝年収〟で見るっていうけど、本当なんだって実感した」

条件ありきではなく、会ってみての印象で、次にまた会うかを決められるという点では、結婚相談所よりマッチングアプリの方が性に合っていた。コロナ前は仕事が多忙過ぎて、「アプリでも何でもいいから、とりあえず人に会って気晴らししたい」という感じで、男性と会っていたところもある。仕事終わり、夜11時から初対面の相手と会って、1~2杯飲んで帰ることもあったが、関係性を築きたいと思える相手はいなかった。2~3回会ったら、連絡が返ってこなくなる人も多かったという。

お決まりの展開だったのが、職業を聞かれて答えた時の、相手(男性)の反応だ。「何の仕事してるの?」と聞かれ、「外資系の金融に勤めてる」と答えると、みるみる相手が引くのが分かった。次に続く言葉は、「うわあ、バリキャリじゃん」「めっちゃ稼いでるんでしょ?」。心底、げんなりする瞬間である。

詳しくは後述するが、自身も結婚相談所を運営し、現在の婚活事情に詳しい夫婦問題研究家の岡野あつこさんによれば、「例えば医師や弁護士など、いわゆるハイスペックで高学歴の女性は、婚活市場で男性から引かれる傾向が強い」という。いわく、職業や学歴、年収などのスペックが、男性より女性の方が高い場合、相手の男性がコンプレックスを感じてしまうという構図だ。

「男女平等が叫ばれる時代にあって、職業や学歴コンプレックスを抱えている男性は多いですし、女性より男性の方がそうしたコンプレックスを抱えがち。イメージで判断する男性も多いので、ハイスペックな女性には、最初のうちは〝ただのOLです〟ぐらいに紹介を留めた方が無難というアドバイスすることもあるぐらいです」（岡野さん）

NHKの連続テレビ小説「虎に翼」（2024年）風に言えば、まさに「はて？」な意識だ。〝男だからこう、女だからこう〟という価値観ではなく、個人がどうあるかが大事であるはずの現代にあって、〝男は女より学歴が高く、稼いでいて当然〟という意識が透けて見えるエピソードである。木村さんの一友人としては、「そんなチンケな価値観を持った男性とマッチングしなくて本当に良かった……」（そもそも彼女の方から願い下げだろうが）というのも正直なところだが、何とも解せない価値観が、令和の時代にも残っているものだ。

確かに木村さんの収入は、同世代の平均収入よりは、少しばかり高いかもしれない。だが、その分の働きと努力と能力があって得ている収入だ。何より「この人は私のことをよく知りもしないのに、レッテルで人を判断するんだな」という苦い感情を抱いた。自分をよく知りもしない人からレッテルで判断されたり、価値観を押し付けられるのは、彼女が「いっちばん嫌い」とすることだ。

「そういう見方しかできない人とは、関係を築くのが難しいなって思った」

こんな具合だから、婚活は何せ、疲れる。フルコミットしていたら、気力や心の安定が吸い取られてしまいそうになるのも頷《うなず》ける話だ。だから彼女は、2年に1回の頻度で、2~3カ月間集中して取り組む「短期集中型婚活」を実践していた。「何事も、やると決めたら短期集中で動く方。婚活もそんな感じで取り組んだ」とは、いかにも彼女らしい取り組み方だと思う。その結果、健全な精神のもとで、時には友人とお酒を楽しむ席で、出会った男性のエピソードをネタとして振る舞いながら、明るく婚活してきたのだ。

そんな中、2020年春に突如訪れたコロナ禍。家で一人で閉じこもるのを余儀なくされていた時期、「このまま一人でいたくない」「誰かと一緒にいたい」と切に感じたという。卵子凍結を決めたのは、そんな理由も大きい。

凍結した卵子を使う時は、ともに子どもを持ちたいと思えるパートナーが見つかった時——。この先、そんなパートナーと出会えるのだろうかと思うこともある。凍結保存している卵子があると思うと、少しだけ安心感があるが、パートナーとの出会いから、妊娠・出産に至るまでの道のりを考えると、「気が遠くなるのが正直なところ」とこぼす。

海外では、精子バンクが普及していると聞き、調べたこともある。だが、素性の分からない相手の精子を使うことに対し、どうしても抵抗感があった。

「やっぱり私は、ただ子どもがほしいっていうより、好きな人との子どもがほしいんだよね」

彼女のその一言は、ごくシンプルな願いが込められたものでありながら、同時にとても心に響いた。

長年不妊治療を続けている友人もおり、どれだけ望んでも妊娠・出産が難しいことがあるのも彼女はもちろん知っている。

「〝とりあえず15個の卵子がある〟とは思うけど、それでハッピーエンドじゃない。それでも、卵子凍結をしないより、した方が安心感があるのは確かだった」

木村さんが、自分の恋愛がなぜうまくいかないのか、なぜ相手と長続きしないのかと悩んでいたのは先述の通り。ある時、久しぶりに古くからの友人に会うと、以前よりイキイキ輝いているように感じ、何か変化があったのか聞いてみた。すると友人は「最近、コーチングを学んでいる」という。その友人が勧めてくれたこともあり、試しにコーチングの無料セッションを受けてみたところ、自分の深いところに触れる感じがして、自然と涙が溢れた。

「あの頃の私は全然、自分を理解してあげられてなかったんだと思う」

同時にコーチングは、「うまくいってない自分の恋愛を好転させるためにいいのかも」とピンと来た。

コーチングを受けるのは、深く自分と向き合う過程そのものだった。コーチからの質問によって言葉や感情を引き出され、自分の本質に迫っていく過程は、見たくない自分を表に出すのと同義で、つらい部分もあった。だがその過程で、幼い頃からの家庭環境を理由に、自分自身を抑え込んできた部分が、恋愛関係に投影されていたことに気づく。ともに向き合ってくれる人がいたから、自分が抱える混沌に触れることができた。

「〝頑張らないと愛されない〟〝尽くさないと好かれない〟と思っていたし、相手を必死でつなぎとめようとしてた。結果的に、本当の自分を出すことができなくなってたんだよね。

今の自分は無理をしてないからかな、自然体でいられる。そして相手がしてくれることに気がつけるようになって『ありがとう』の気持ちが湧いてくるの。自分の思い込みとか、思考の癖に気づくことができたのは、コーチングのおかげだと思う」

今や木村さんにとってコーチングは、運動や美容のための投資などと同様に、自分を整えたり、美しく歳を重ねるための努力の一環になっている。

最近、彼女は、別の金融機関から転職のオファーを受け、逡巡した結果、断った。今の会社より好待遇で、職場の雰囲気も良さそうだったのだが、オファーされたのは、激務ありきのポジション。年始に「今年こそはプライベートを大切にしよう」と誓ったのに、オファーを受けたら、またプライベートがおろそかになってしまう。その結果、また妊娠や出産が遠くなると思ったのが理由だ。

キャリアを積んだ今、妊娠・出産しても、戻ってくる環境は整っていると思う。だがそこに至るまでには、プライベートの時間が必要だと感じている。改めて、今の自分が本当に求めるものが何かと考えた時、答えは自ずと出たという。

木村さんの周りでも、ここ数年で卵子凍結する人が相次いでいる。共通するのは、「バリキャリでパートナーがいないこと」だ。

「これだけ働く女性が増えているんだから、卵子凍結を考える人が増えるのは当然。私もそうだけど、将来に選択肢を持っておきたいというのが強いんじゃないかな」

ただ、自分より年上の友達で、10年前に卵子凍結し、まだ凍結中で独身の人もいる。凍結している卵子を使う時が来るかどうかは、現時点では分からない。だが少なくとも木村さんは「やって良かった」と振り返る。

パートナーができる気配はまだない。だが、やっぱり「子どもはほしい」と思う。

――「子どもがほしい」と思うのはなぜ？

「突き詰めると、〝親に孫を抱かせてあげたいから〟という気持ちがどこかにある気がする。私の中で、〝親に孫を抱かせる＝最大の親孝行で、子どもの務め〟というマインドが根付いてしまってるんだよね。もし私が子どもを産まないうちに親が亡くなったら、〝孫を抱かせてあげられなかった〟という後悔に変わると思う。それは幼い頃から長年、無意識のうちに、いろんなところで刷り込まれてきたものの結果じゃないかな。そういう刷り込みって、案外残るものなんだなと思うよね」

――親から「孫がほしい」と言われたことはある？

「ない。一度もない。うちは両親が離婚してるのもあって、両親ともにまず結婚ってものを信用してない。それもあってなのか、親から結婚しろとも、孫がほしいとも言われたことがない。なのになぜか、私がそう思い込んじゃってるんだよね」

――卵子凍結したことを、親は知ってる？

「母親には卵子凍結したことを一応報告したけど、〝へぇ～、そうなんだ〟ぐらいの返事。特に大きなリアクションが返ってきたわけではなかった。父親には話してない。もちろん、孫ができたら大喜びすると思うけど、それ自体を強く求めているわけではないと思う。親は、私が幸せに過ごしていたら、それでいいって思ってくれてるんじゃないかな。なのに私は、どこかで〝親に孫を抱かせてあげないと〟とこだわってる。何でだろうね……」

その気持ちは、私にもよく理解できる。親に孫を抱かせる＝親孝行。子どもを産んでこそ、一人前――。それらは、抗おうと努力はしながら、私にもどこかで刷り込まれてしまっている価値観だ。例えば私自身が、久しぶりに会った親戚から、何気なく投げかけられたこんな一言。

「お父さん、お母さんを、早くおじいちゃん、おばあちゃんにしてあげてね」

これは、〝孫を産む＝親孝行〟というマインドが根底に潜んだ一言だと思う。親戚とはいえ他人から、「してあげてね」と言われる筋合いがどこにあるのだろうと思うのだが、悪意がないのは分かっている。こういう場面では、目くじらを立てず、「ははは〜」と適当に流すのがもっとも無難だと、これまた無意識に心得てしまっている。

また、別の人から、こんな言葉も聞いたことがある。

「俺、結婚して、ちゃんと子どもも2人いて、もう立派な大人でしょ」

〝結婚して、子どもがいること（何なら1人ではなく2人）＝立派な大人〟という価値観が透けて見える一言だ。知らず知らずのうちに投げかけられる、何気ないこうした一言というのは、数えだしたらキリがない。実際、この話を始めると、首がもげそうになるほど共感し合える同世代の多いこと。「マジで前時代的な感覚過ぎて、うざいを通り越してるよね」（おっと、暴言を失礼します）といった毒吐きは、共感し合える間柄で留めておくべしというのも、これまた皆心得ている。ただ、時代が進んだはずなのに、そうした価値観が未だに蔓延してしまっているのは、そんな時代錯誤な言葉を投げかけられて、もやっとした当事者が、ぐっと我慢して飲み込んでしまう積み重ねの結果とも言えるかもしれない。

何気なく投げかけられた、こうした言葉たちというのは、思いの外、心の奥底に沈んで残り、思わぬ形で育っていったりする。そして気づけばそれが、呪縛に近いマインドとなって、潜在意識の根っこに鎮座する。木村さんの言う「親に孫を抱かせる＝最大の親孝行で、子どもの務めというマインドが根付いてしまってる」というのも、まさにその一種と言えるのではないだろうか。

話を元に戻そう。木村さんは最近になって、親とは全く関係ない部分で、「私、純粋に子どもがほしいんだ」とシンプルに思えた瞬間があった。それは、ボランティアで子ども食堂の運営に参加し始め、子どもと接する機会が増えてきたことに付随する。
「子どもを見ると、可愛くてしょうがないし、面白いなあと思う自分がいる。それはすっごく新鮮な感覚だった。今の私は、子どもってやっぱりいいなって思ってるし、やっぱりできるなら子どもがほしいなと思う」

望むものが一筋縄ではいかないことによって、人の痛みが分かり、優しさや寄り添う力が深まることがあると思う。彼女にも、それを感じた。婚活を含む卵子凍結にまつわる一連の体験や、その後の努力の数々が、彼女の人間的な魅力や深みを、そして自分で人生を切り開く力を、より押し上げているように感じる。

「とりあえず、今やれることはやった。あとは前を向いて進んでくしかないよね」

決して悲観的にではなく、爽やかにこう言ってのける彼女には、どこか新しい風が吹き始めているような気がした。


――彼女の話はここで終わる予定だったのだが、それから2カ月後、思わぬ後日談が舞い込んだ。久しぶりに会った友人と飲みに行った場に同席していた40代の男性と、劇的な出会いがあったという。相手は、好きなものに一直線で、本気で打ち込めるものを持っている、明るくて本音で付き合えそうな人。相手からのアプローチで、出会って数日で交際に発展。始まってからまだ1カ月で、「この先どうなるかまだ全然分からない」とは言うが、彼女は「今までで一番幸せかも」と呟いた。彼女の穏やかな表情と語り口から、これまでの恋愛とはどこか違うものを感じた。

「こんなに素の自分でいられる相手って初めてで……。何も取り繕ったり頑張ったりすることなく、そのままの自分を出して大丈夫と思える。もしかして前世、どこかで一緒だったんじゃないかってお互い話してるぐらい、通じるところが多い。これから相手のことをもっともっと知りたいと思うと同時に、今はこんな素敵な人と出会えて、ありがたいなっていう気持ちが大きいんだよね」

〝素の自分を出せる〟というのは、コーチングによって、自分の軸が持てるようになった影響も大きい。

「本当の自分と、表に見せる自分とが、少しずつ近づいてきた感覚。私は元来、尽くすタイプというのもあって、〝本当は相手にこうしてほしい〟と思っている感情を抑えてきたところがあったけど、今は本当に自分が思っていることを相手に伝えられるようになってきたし、嫌なことは嫌と言える。何かあっても戻ってくる軸ができたのが大きいかも」

さらに彼との出会いとほぼ時を同じくして、何と転職にも踏み切ったという。「プライベートの時間を大切にしよう」という思いは変わらないが、「自分がワクワクする方をとった」のが最大の決め手だ。その後、職場環境の変化があり、同じ会社に勤め続けることに、少し難しさを感じ始めていたのが大きかった。そんな矢先に届いた別の外資系金融機関からのオファーに「乗ってみよう」と決めたところだという。

「いろんなことを考えてきたけど、結局一番大切なことって、自分が幸せかどうか、自分がどうありたいかということだと思う。新しい会社に行ったら、また忙しくなると思うけど、頭であれこれ考えるんじゃなくて、自分が本当にワクワクする道を選ぼうって思ったんだよね」

仕事もプライベートも、たった2カ月で、こんなに大きな変化があるなんて。私も驚いたが、一番驚いているのは、彼女自身である。「人生、本当に何があるか分からないね」と彼女は笑った。

うん、本当にそうだね。これだから人生って面白いね。話を聞きながら、この後日談を加えられることを思うと、胸がぎゅうっと詰まった。私は、彼女はこんなに素晴らしい女性なのに、年齢を理由に〝婚活市場〟で評価されないことに対し、一友人として「だったら一体どうしたらいいんだ」「そんなことがあって良いのか」と言葉にならないもどかしさと怒りを感じていたのだ。年齢で、一体その人の何が分かるのか、そんなつまらないもので人を判断するなんて、と。

だが彼女はいつの間にか、そうしたフィールドとは遠く離れたところで、自分という軸をしっかり持ち、自分自身の心に正直に生きるうちに、いつしか大切なものを手にしていたのだ。

そうだよね、そういうことってやっぱりあるんだよね、と思う。この話にどれだけ勇気付けられる人がいるだろうと思うと、胸に熱いものが込み上げて、鼻の奥がツーンとした。彼女にそれを悟られないよう、それとなく笑ってごまかした。

彼女の中で吹き始めた新たな風は、思わぬ速さで〝変化〟を運んできてくれたようだ。

## 麻酔法もクリニック選びの参考に

卵子凍結に臨む際、最も大きな身体的負担になるのが、採卵手術だろう。凍結までの一連のプロセスの中で、唯一外科的な処置になるのが採卵だ。昔は腹腔鏡下で行われていたため、手術室での処置が必要だったが、現在は経腟超音波法による経腟《けいちつ》プローブ（腟の中に挿入する棒状の超音波装置）での採卵により、外来での手術が可能となった。

経腟超音波法による採卵は、腟の中から行うため、お腹に傷が付くなどは一切ない。腟内に挿入する経腟プローブの側面に、ガイドが付いており、超音波画像を見ながら、腟の奥から卵巣の中の卵胞に採卵針を刺し、卵胞液とともに卵子を吸引・採取する。この針を刺す際に痛みが生じるため、麻酔の使用が検討される。

だが一口に麻酔と言えど、その判断は医療機関によって変わってくるのが実態のようだ。同様の採卵手術を伴う、保険適用の体外受精であっても、麻酔法は医療機関によって変わってくる。中には無麻酔で行う方針の医療機関もあるため、採卵手術に不安を感じる人は、事前に麻酔法を確認した上で、医療機関を選んだ方が良さそうだ。

採卵時の麻酔に関する処置は主に、①静脈麻酔、②局所麻酔、③①と②の併用、④無麻酔の四つに分けられる。それぞれの主な特徴を下記に挙げよう。

①は点滴によって血管（静脈）から鎮静薬を注入することで、不安や恐怖心のないリラックスした状態になり、眠った状態になることもある。個人や麻酔量によって差はあるが、手術による痛みをほとんど感じず、「目が覚めたら手術が終わっていた」というケースも多い。

全身麻酔と混同されることが多いが、意識が完全になくなり、自発呼吸ができなくなる全身麻酔とは違い、意識がなくなるわけではなく、自発呼吸ができる状態。鎮静効果はあるが、痛みを抑える効果はない。

場合によっては、頭痛や吐き気が現れたり、稀にアレルギー反応が見られるなどのデメリットもある。

②は、針が膣壁に刺さる痛みを緩和するために、膣壁に局所麻酔薬を注射するものだ。局所麻酔は、痛みは軽減できるが、意識がはっきりしているため、不安や恐怖心を軽減することはできない。また卵巣に針が刺さる感覚も分かることが多い。麻酔が効きづらい場合には、強い痛みを感じることもある。

③①は鎮静効果はあるが、痛みを抑える効果はなく、②は痛みは軽減できるが、意識が

はっきりしていることから、それぞれを補う目的で、①と②を併用するもの。痛みと不安感の両方を和らげる効果があることから、患者にとっての術中の負担は、最も軽いと言えるかもしれない。

④は採卵個数が少ない場合などに適用されることが多い。クリニックの方針で、麻酔を使用しないところもある。また患者によっては、個数によらず、「手術後にすぐ出社したいので、無麻酔でお願いします」という強者もいるという。

麻酔の効きやすさは個人差があり、一概には語れない面もある。静脈麻酔でも、「ぐっすり眠って、手術中の記憶は一切ない」という人もいれば、「眠れなかったがテンションが上がった状態になった」という人、「ウトウトしつつも、針が刺さる違和感や、ちくっとした痛みを感じた」という人など、さまざまだ。医療機関や採卵数によって、麻酔量が調整されることもあり、一口に静脈麻酔といっても実感は違ってくるため、「静脈麻酔＝絶対に寝られる」というわけではない。

局所麻酔も同様で、「そこまで痛みを感じなかった」という人もいれば、木村さんのように「針が刺さるたびに痛みに悶絶《もんぜつ》した」という人もいる。意識がはっきりしている分、「不安感が強い場合は特に、痛みが増幅する傾向がある」とする医師もいる。

自分がどの程度、麻酔が効くかどうかは、その時になってみないと分からないことが多い。その日の体調によっても変わってくるため、事前に想定しづらい面も大きい。だが少なくとも、どんな麻酔法を採用しているかは、医療機関を選ぶ際の参考にすると良さそうだ。

## なぜ男女は出会えないのか

健康な女性の卵子凍結は、少し前まで「キャリアを優先させたい女性のための選択肢」としてのイメージが強い風潮があった。いわゆる「〝バリキャリ〟の選択肢」として語られる面も強かったのである。しかし実際のところは、それとはどうやら異なるようだ。

東京都が2023年、日本産科婦人科学会に登録がある都内の104の医療機関を対象に、来院者が卵子凍結を希望する理由を調査した結果がある。合計87カ所の医療機関から回答があり、最も多くの理由を占めたのが「『子どもがほしい』と思える相手がいない」(23カ所)。次いで「キャリアアップや趣味など、妊娠以外にやりたいことがある」(14カ所)、「今すぐ妊娠することが現実的ではない」(10カ所)などが続いた。

卵子凍結のカウンセリングや保管サービスを行う国内事業の先駆け的な存在でもある、前出の香川則子さん(プリンセスバンク)が指摘する。

「キャリアのために出産を先送りしたいという理由で、卵子凍結を検討している人は、思いの外少ない。実際は、子どもがほしいけれどパートナーがいないという声が多いのです」

取材でさまざまな女性に会って話を聞かせてもらう中で痛感したのが、35歳以降、特に40代に入ってから、新たにパートナーと出会うことの難しさである。木村さんの婚活エピソードを踏まえても、そのハードルたるや相当なものだと感じる。出会いの時点から、結婚を前提とする「婚活」ゆえのハードルの高さも大きいかもしれない。婚活というと、どうしても相手のプロフィールや条件から入ることが多いためだ。マッチングアプリより細かな条件面から入る結婚相談所での出会いはさらに、特有の難しさがあるようだ。

日本では今も、子どもを持つには、法律婚ないしは事実婚という、パートナーとの婚姻関係ありきで考えられるのが一般的だ。そして結婚の先に子どもを望む場合、そこに妊娠・出産のタイムリミットが加わってくることになる。35歳を過ぎるとなおさら、〝焦燥感の中で出会いを求める〟という構図に、どうしてもなってしまう。

実際、今の婚活市場はどのような状況なのか。約30年間で4万件近くのカップルのカウンセリングをしてきた、前述の岡野あつこさんに聞いた。35歳を超えての婚活のリアルはどうなのか、と。すると岡野さんは、渋い表情で語り始めた。

「いや～、女性の場合、35歳っていうか、もはや30歳を過ぎると、結構厳しくなってくるのが正直なところです」

断っておくが、あくまで結婚相談所を通じた出会いの傾向だ。それにしても、思ったよりアンダーラインがだいぶ若い。ということは20代で結婚相談所に登録する人が少なくないということなのか。岡野さんは深く頷く。

「最近の婚活市場は、女性の若返り化が進んでいます。その傾向が、30代の婚活の厳しさに、さらに拍車をかけています」

いわく、これまで結婚相談所には、30代から登録する女性が多かった。しかし昨今は、20代と若くして登録する女性が増えているという。

「普段の生活ではなかなか出会わないような、ハイスペックな男性狙いの20代女性が多い印象です。将来的に子どもを望む男性は特に、とにかく年齢が若い女性を希望します。20代というと、それだけでかなりの男性が食いつきますから」

結婚相手の女性＝若さ重視とする男性の傾向は、昔からの傾向だという。実際、30～40代の男性が20代の女性を希望する傾向は「当たり前」。50代で再婚の男性でも、「妥協して」の上限が35歳というのが常らしい。

「というのも、結婚相談所に登録する男性の多くが、結婚後に子どもがほしいと希望しているからです。出産を踏まえると、女性の年齢が30歳を超えない方がいいと思っている人が多い。女性側は40歳を超えても〝まだ産める〟と思っている人が多いですが、男性側は30歳が一つのボーダーラインになっている。出産をめぐる男女間の意識のギャップは大きいと思いますよ」

何と世知辛いことであろうか。もちろん、これらは婚活の中の限られた一面に過ぎず、例外も多数ある。40歳や50歳を超えて、婚活を通じて良い出会いがあった人もたくさんいるはずだ。

岡野さんは「婚活は、期間を決めて取り組むのが大切」と話す。推奨するのは、最低でも半年~1年間と期間を決め、この間はネガティブなことを言わずに婚活に取り組んでみること。

「結婚相談所もアプリも、〝免疫〟がない人は、返事が来ないとか振られたとかで、いちいちショックを受けてしまう。そこを切り替えて、ウォーミングアップのつもりで、なんでも臆せずやってみた方がいい。年齢が上がるほど、厳しい戦いになるのはまぎれもない事実です。だからこそ、数をこなして免疫をつけるのが大事です」

婚活には厳しい現実がありつつも、木村さんをはじめ、卵子凍結を経験した女性の何人かは、「妊娠や出産を考えると、パートナーはなるべく若い男性がいい」などと、医師などの第三者から投げかけられている。生物学的に言えば、それは疑いのない真実なのだろう。だが、現実との乖離《かいり》はどうだろうか。そんな不条理さを抱えながらも、パートナーとの出会いを求める女性の心境を思えば、どこか怒りにも似た、行き場のない感情がせり上がってくる。これではあまりに、産む側の性に、無用なしわ寄せが行き過ぎなのではないかと思わざるを得ない。

## 有効性があるのは「34歳まで」の卵子

卵子凍結で効果を得るためには、少しでも若い卵子を採取し、保管するのが望ましいとされているのは先述の通り。卵子凍結の保管サービスを手がけるプリンセスバンクの香川さんは、採卵年齢の目安について、「不妊治療で効果を得るためには、できれば34歳ぐらいまでに卵子を採取するのが効果的で、遅くとも37歳までに保存しておいた方が良い」と話す。

一般的に、女性は35歳以上になると、妊娠率が低下するだけでなく流産率も増加する。

これは、加齢による卵子の染色体異常や受精後の胚《はい》発育の悪化により起こると考えられている。メカニズムは明らかではなく、残念ながらその予防方法もないのが現状だ。こうした点を踏まえ、日本生殖医学会倫理委員会のガイドラインでは、未受精卵子の採取時の年齢は「36歳未満」が望ましいとされている。

だが医学的に推奨される採卵年齢と、実際とは、いくらか乖離がみられるようだ。例えば、東京都が２０２３年度から始めた卵子凍結費用助成事業では、すでに採卵を終え、助成金を申請中の女性の年代は35~39歳が約65%を占める。都内のクリニックでも、「卵子凍結の目的で採卵をする年齢は、30代後半がボリュームゾーン」とする声も多く、40代で採卵する例も少なくはない。

20歳から44歳の女性を対象に卵子凍結を行っている「はらメディカルクリニック」は、卵子凍結をする患者の平均年齢が37・5歳。都の助成が始まる前（２０２３年８月）までは、患者の平均年齢は37・7歳だったが、助成金の導入以降、35・４歳まで若年化した。現在は30代前半が最多という。ただし、38歳を超えて卵子凍結を希望する人も少なくはない。

同クリニックでは、卵子凍結に進むに当たって、説明会への参加を必須としている。２０２１年３月から２０２４年４月の期間で、説明会への参加者は合計１８４４名に上った。説明会から3カ月後に参加者に対して意識調査を行っており、うち約3割が回答した結果によれば、説明会に出席後、わずか3カ月以内で卵子凍結を完了する人が全体の43％であった。

はらメディカルクリニックの宮﨑薫院長は、「加齢に伴う生殖能力の低下への危機感がうかがえる」と話す。

同クリニックが、卵子凍結の「適切な年齢」として示している目安は、有効性から考えると、卵子の質の低下が少ない20代〜34歳までの卵子凍結がベスト。一方で、子ども1人を90％以上の確率で希望する場合、36歳までに体外受精を開始すれば間に合うという研究結果もある（出典：Habbema et al. Hum Reprod. 30:2215-21 2015）。この点から考えた場合、36歳までは自然な出会いに身を任せておき、36歳になった時に結婚（事実婚）の予定がなさそうであれば、卵子凍結をするという考え方もある。ただし、生殖年齢としては若いとは言えない36歳で卵子凍結をする場合には、卵子の質の低下によるデメリットを卵子数で補うために、多めの卵子が必要になり費用に影響する。

そして、卵子凍結の目的が〝将来の妊娠だけ〟であれば、39歳以上の女性の卵子凍結保存を推奨しない。理由は、かかるコスト（時間と費用）と期待できる結果のバランスが悪いためだ。しかし、それぞれに思い描く人生は違い、目的が将来の妊娠のため以外にも存在するケースがある。例えば、卵子を凍結することによって、気持ちに余裕をもって生活したい、焦りから逃れて今を楽しみたい、などだ。その場合、同クリニックでは、44歳までは凍結することができる。宮﨑院長は言う。

「卵子凍結は、採卵の年齢によって、その意味合いが変わってきます。38歳以上の卵子凍結は、有効性や必要性で考えると、どうしても劣ってしまう。そのため、それぞれの事情によって目的を持つことができるなら、そして卵子凍結が自分らしい人生につなげる方法の一つであるならば、よく相談した上で検討していくということをお勧めしています」

卵子凍結という医療技術が持つ意味合いというのは、検討を始める年齢や、実際の採卵年齢によっても大きく変わってくるのだ。

共通アンケート

木村和子さん

41歳

外資系金融機関

＊趣味

旅行、食べること、飲むこと

＊好きな食べ物

何でも好き。嫌いなものがない

＊休みの日の過ごし方

ネットフリックスを見る、美術館に行く、友達と会う

＊一日の中で欠かせない時間

特になし。あえて言うなら、ネットフリックスを見る時間（家ではBGM的に流している）。

＊好きな本

原田マハの本

＊好きな映画

「プラダを着た悪魔」（100回以上見てると思う）、ドラマなら「科捜研の女」アニメなら「呪術廻戦」「鬼滅の刃」「葬送のフリーレン」

＊好きな音楽

洋楽、ジャズ、ボサノバ、クラシックなどをその時の気分に合わせて。

＊気分転換の方法

友達と喋る、ジムで身体を動かす、美味しいものを食べる

＊落ち込んだ時の切り替え方

基本的には寝る。次の日もまだ考えていたら、向き合うためにコーチングで話す。

＊1カ月の中で、何にお金を使うことが多いか。簡単な理由とあわせて

飲食!! 友達と会って美味しいものを食べて飲む時間が至福だから。

＊好きな言葉、座右の銘

ありがとう

＊卵子凍結を考えている人に対して、一言メッセージ

「やっとき」と強くお勧めします。

## Episode3

### 増永菜生さん（35歳・ローマ第一大学）

---

# 自分一人のためだけに
# 生きる人生ではなく、
# 血を分けた、
# 守る存在がほしいって思う。

きっかけは、乳腺にできた腫瘍だった。「もしかして乳がんだったらどうしよう」と検査結果を待つ期間は、底知れぬ不安を感じた時間だった。

検査結果が出たのは、２０２０年のクリスマス。30歳の冬の出来事だった。

イタリア・ミラノとつながったオンライン通話。向こうは朝の10時、日本時間は18時。「この時間帯だと、お互いに無理がないと思う」と、取材相手である女性が、最初のメールで提案してくれた時間帯だ。８時間の時差を超え、初めて画面越しに会った女性は、メールで受けたテキパキとした印象はそのまま、ごく個人的な話を明かしてくれた。

増永菜生《なお》さん、35歳。冒頭の検査結果が出てから3年後の33歳の時に、卵子凍結をした。京都大学、一橋大学大学院を経て、現在ローマ第一大学博士課程に通う学生で、博士号の取得を目指し、目下論文の執筆に追われる日々を過ごしている。

イタリアに住み始め8年。専攻は、ルネサンス期（15世紀）のイタリア史だ。歴史や美術に強い関心があり、休日は美術館やカフェめぐりをして過ごすのが至福の時間だという。

「私、子どもの頃から、勉強が大好きで。将来の夢は、〝世界史や日本史の教科書を書く人〟でした」

勉強が好き、というその〝勉強〟は、例えば受験期に短期集中で取り組むような、いわゆる詰め込み型の学習ではない。学ぶことで広がる世界が楽しい、知ることで広がる可能性が楽しいといった、学ぶことへの〝好奇心の種〟のようなものをじっくり育む〝生きた勉強〟だ。高校生の頃から「一生勉強できる仕事に就きたい」と研究職を志望し、勉学に励み続けて今に至る。

将来、ヨーロッパに渡って研究することは、大学時代から決めていた。その頃は漠然と「海外に行くのは最長でも3年ぐらいだろうな」「帰国したら、普通に結婚して子どもを産むんだろうな」と思っていた。それがだんだん「違うかもしれない」と思い始めたのが、30歳を過ぎた頃のことだ。

30歳を過ぎて、独身でいること――。それは今の時代、決して珍しいことではないが、未だに「まだ結婚しないの？」「なぜ結婚しないの？」という目を向けてくる人もいる。「30歳を過ぎて一人でいると、〝変人扱い〟されてしまう。独身で30歳を過ぎていることのつらさを、日本に帰るととても感じます」

イタリアではそうした目を感じることはあまりないが、日本に帰国し、こと地元に戻った時、より強く感じる、ある種のレッテル。そうしたものさしを持つ相手と、世間話をすることすら面倒に感じていた。

卵子凍結を考えるようになったきっかけは、突然訪れた。最初のきっかけは、「もし乳がんだったら」という冒頭の戸惑いだ。結婚や出産の予定はないが、「もしかすると自分は乳がんかもしれない」となった時、咄嗟《とっさ》に「もしこれから抗がん剤治療をするなら、将来子どもを産むのが難しくなるかもしれない」と思った。それは避けたいし、困る。何か方法がないかと調べると、がん治療に臨む女性が、将来的に子どもを持つ選択肢として、卵子凍結があることを知る。高額ではあるが、「払えない額ではない」と思った。

結果的に、腫瘍は良性であり、手術をすれば問題ないと分かって、ほっと胸をなでおろしたが、卵子凍結という選択肢は、自分の中に残った。「がんだったら」という不安感に包まれた経験によって、「いつまでも健康でいられるわけじゃないかもしれない」と気づかされたことが大きかったという。

この経験によって、「できるだけ将来に選択肢を残しておきたい」という気持ちが膨らんだ。「子どもを産む選択肢を残しておきたい」という思いも、この時に湧き上がったものだ。

一人前の研究者を目指して勉強する多忙な日々の中、パートナーがいつできるかなんて分からない。自然妊娠が難しい年齢になってから、パートナーと出会う可能性だって十分にある。そんな状況でも、将来に産む選択を残すため、できることは何か。そう考えた先に、卵子凍結があった。

基本的に、何事も「自分一人でできることは、できるところまで進めておこう」と考えるタイプである。これまで「天は他人の助けを借りずに、自分自身で努力する者に力を貸してくれる」という意味を持つ、「天は自ら助くるものを助く」ということわざを信じて行動してきたところもある。加えて、自称「ありとあらゆるリスクを心配して動く心配性」。卵子凍結は、そうした延長線上に、自然と思い浮かんだ選択だった。

「卵子を凍結すれば、いざという時に子どもを持つための準備を、自分一人でできるところまで進めておける。凍結せずに、ただ時を過ごしてしまったら、子どもを持つ選択肢がなくなるかもしれない。だから、やっておこうと決めるまでは早かったです」

卵子凍結のためのクリニックを探し始めたのは、まだ世間が新型コロナウイルスで騒がしかった２０２１年のことだ。「行うのは日本のクリニックで」と決めていたため、日本に比較的長く帰ることができる夏休みを狙って、卵子凍結しようと考えた。

ところがここで、未婚で健康な女性が卵子凍結する難しさを実感することになる。対応しているクリニック探しに思いがけず難航したのだ。

最初は、実家からの通いやすさを重視し、地元でクリニックを探したのだが、21年の時点では未婚で健康な女性が卵子凍結できる場所は、県内に一つもなかった。地元の不妊治療の有名クリニックに電話をかけた時も、「未婚なんですが……」と話した瞬間、「当院では、既婚女性で不妊治療をしている人の卵子凍結しか受け付けていませんので」と、早々にガチャッと電話を切られてしまった。大学病院に行っても「がん治療中の人に限っては、未婚であっても保険適用で卵子凍結をやっているが、健康な人には保険適用外であっても卵子凍結はやっていない」と申し訳なさそうに言われた。

結果的に、地元での卵子凍結は諦めるしかなく、日帰り圏内の距離にある、大阪のクリニックで行うことに決めた。その時点では、コロナ禍で県境をまたいだ移動が難しかったこともあり、実際に卵子凍結をするのは翌年の夏にした。

卵子凍結をするにあたり、少しでも抑えたかったのが費用だ。大学から給付型奨学金をもらっているとは言え、博士課程に通う学生で、経済的な余裕が十分にあるとは言い難い。

詳しくは後述するが、日本に住む祖父母の介護費用も、増永さんが出していた。ゆえに30代になった今も、生活費はギリギリに抑えるのが習慣で、入ってきたお金はなるべく貯金に回すのが常だ。忙しいこともあって、食事も1日に3食は食べない。研究者を志して博士課程に通うミラノ在住の学生で、趣味は美術館やカフェめぐり、ピアノで……などと聞くと、どこか優雅な世界観を想像してしまうが、本人は至って普通といった感じで、切り詰めた生活を送っている。

そんな中での卵子凍結は、自由診療で保険が適用にならないこともあり、金銭的なハードルが高かった。「抑えられるところは極力抑えたい」と考え、他県からの通院であること、また夏休みの帰国を利用しての卵子凍結という事情を医師にも話し、極力通院の回数を減らす方向で相談した。

となると、自ずと採卵までの排卵誘発剤投与のための注射は、自分で行うことになる。もともと、注射に対する苦手意識も低く、「皮膚に針が刺さる様子も、じっと見ちゃうタイプ」。ゆえに自己注射に対するストレスは、そこまで感じなかったという。排卵誘発剤の投与による副作用は、時折気分が悪くなるなどの影響があったものの、「寝たら回復したし、そこまで大きな影響はなかった」。

クリニックには、夫婦で来ている人たちが多く、「一人の私ってどう見えてるんだろう」

などと、ぼんやり考えていた。多くの患者を抱えた医師はいつも忙しそうで、口頭での説明は少なめが常。「資料にある説明を読んでおいてください」という淡々とした流れが多かったが、多数の患者を診ていくには仕方がないのかなとも感じた。

採卵手術は、静脈麻酔をして臨んだ。卵子凍結するにあたって受けた、卵巣予備能を測る「抗ミュラー管ホルモン（ＡＭＨ）検査」（24年6月から一般の不妊治療でも保険適用になった検査）によって、ＡＭＨ値が平均より高く、採卵で取れる数が多数に上ることが想定されていた。そのため、身体への負担を考えて「静脈麻酔をした方が良い」という医師の判断だった。

麻酔から目覚めたのは、それから1時間半ほど経った頃だ。気づいた時には、手術は終わっていた。痛みには強い方だという自覚もあるが、終わってみると「こんなものかという感じで、そんなに大変じゃなかった」。採卵を終えた帰り道は、自分へのご褒美に、京都で途中下車し、デパートに入っているカフェで好物のケーキを食べて帰った。

結果的に、クリニックに通った回数は、採卵手術の日を含めて4回。夏休み期間で、青春18きっぷを利用できたため、交通費などの諸経費を最小限に抑えることができたという。

結婚している・していない、子どもがいる・いない、仕事をしている・していない――ライフステージの変化で、女友達が疎遠になるのは、よくある話だ。昔、仲が良かった友人と、お互いのライフステージの変化がきっかけで、ある時期から話が合わなくなる、会うのがしんどくなってくるなどの例である。

増永さんの場合、30歳を超え、日本の女性が〝平均的〟に歩んでいくライフステージと、自分のそれとが噛み合っていないことを意識せざるを得ない場面が続いた。

中でも35歳が近づく中でつらかったのが、同世代の女友達から届く〝出産報告〟だった。20代の頃は、出産報告も「良かったね～」と喜んだり受け流したりできたが、30代に入ると、必ずしも同じようには受け取れなくなっている自分がいた。「自分はなんて心が狭いんだろう」と落ち込んだこともある。

「これまでいろんな出産報告を受けてきたけど、出産報告ってすごくセンシティブなものだなと思う」

自分のやりたいことに全力で向き合う今、気づけば周りの女友達は、かなり年下になってきている。似たような状況の同い年の友達は、ほぼ皆無。みんなそれぞれ結婚したり、子どもが産まれたりと変化が出てきて、自然と疎遠になっていく。

一方で、20代で子どもを産んで、ライフステージが変わっても、長い縁が続く友達もいる。疎遠になる友達との違いがあるとすれば、〝これを言われたら嫌〟というポイントが自分と同じで、相手への配慮があることだという。

無事に博士号を取得できたら、ヨーロッパと日本の両方で、研究職のポストを探したいと考えている。キャリアを思い描くその一方で、「いずれ子どもがほしい」という思いも明確にある。

「自分一人のためだけに生きる人生ではなく、血を分けた、守る存在がほしいって思うから」

その思いには、増永さん自身のバックグラウンドも少なからず関係している。成人後まもなく、両親が立て続けに病気で他界。その後は、祖父母が見守ってくれ、海外で学ぶという夢も心から応援してくれた。祖父母が80代後半に差し掛かった20代後半から、祖父母の主介護者は増永さんが務め、イタリアに渡ってからは、ケアマネジャーらとこまめに連絡を取り合いながら、遠距離で二人を見守ってきた。そして祖父母のケアのために、年に2～3回は帰国し、様子を見ていた。

介護費用は増永さんが出していたのは先述の通り。介護費や実家の管理などのためにお金を使うことが優先で、自分の生活にお金を使うのは二の次だった。「30代だけど、20代の大学生のような金銭感覚で延々と過ごしてきた感じ」と、淡々と話す。

自身も若い頃からバリバリ働き、「早く結婚しなさい」などとは一言も言わなかった祖母は、21年に90歳で他界。祖父は24年に95歳で他界し、増永さんが喪主も務めた。なお、葬儀代や相続関連のための司法書士の手続き代なども、増永さんの貯金から取り崩している。

「相続税と相続登記が一段落したら、次は墓じまい。2〜3年後ぐらいには今よりもう少し、自分にお金を使えるようになってたらいいなって思ってます」

まだ学生で、限られた生活費をやりくりする中で、当たり前のように祖父母への支出を優先する。この姿勢は何だろうと思った。祖父母の介護費を出していたことにも驚いたのだが、不躾《ぶしつけ》に「もしかして葬儀代なども増永さんの貯金から……?」と聞くと、本当に何でもないことのように「もちろん」と、あっさり答える。そこには「何で私が」などといった感情はなく、〝現実を見た上で判断している、ただそれだけのこと〟というスタンスが見て取れた。

ちなみに、節約生活から連想するような悲壮感などは、彼女に一切ない。「文化的なものに助けられて生きてきた」という言葉が表すように、ミラノの自宅の本棚には岩波新書がずらり。カフェで本を読んだり考え事をしたりする時間も「自分にとって必要な時間」と欠かさない。限られた時間での会話からも、文化的な豊かさを生活の中でしっかり享受しながら暮らしている様子がうかがえた。彼女が長年、没頭している研究や勉強も、その文化的な豊かさの中に存在するのだと思う。

増永さんは、祖父の葬儀を終え、静まり返った実家に足を踏み入れた時、「ああ、私はついに一人になっちゃったんだ」という実感がこみ上げたという。

「私の夢は、いつか〝自分の家族〟をつくること。家族を失った過去ではなく、自分で家族をつくる未来を追い求めたい。だからこそ、血のつながりのある人間を産める選択があるなら、その可能性を持ちたいと思うんです。研究とかキャリアは、自分の判断でつくれる部分も大きいけれど、家族や出産はそれを超えたもの。この先、自分の〝傲慢な鼻〟を折らないといけないところも出てくると思う」

博士課程に在籍中で、研究者志望という道は、結婚や出産というライフイベントの目処を立てづらい側面もある。博士課程および博士号取得後の研究者は、大学や研究機関で常勤のポストが見つかるまでは、期限付きの給付型奨学金や任期付きのポストを確保しつつ、場所を転々としなければいけない不安定な状況だ。「研究にこだわり始めると、どんどん博士課程の出口が見えなくなってくる」という。

実際、日本の研究者に占める女性の割合は、経済協力開発機構（ＯＥＣＤ）加盟国の中で最低レベル。女性研究者が少ない理由として、「家庭との両立が困難」「育児期間後の復帰が困難」などが挙げられている（男女共同参画学協会連絡会「第三回科学技術系専門職の男女共同参画実態調査」平成25年）。

ただ、男性研究者の場合は、状況が少し異なるようだ。博士課程という不安定な身分であっても、パートナーと話し合いがうまくいった人は、留学先にそのパートナーを帯同する、あるいはパートナーを日本に置いて海外に留学するなどの選択をする男性研究者もいる。

「ところが女性研究者の場合、パートナーを留学先に連れて行ったという人は、私は今のところ聞いたことがないんです。博士課程という不安定な状況であることや、海外で給付型奨学金を獲得し続けながら生きるという待遇は男女ともに変わらないはずなのに、この違いは何なのだろうと」

卵子凍結から2年が経った24年、凍結卵子の保管にかかる2回目の更新料支払いの通知を受け取った。保管費用は年間5万円と、「学生の私でも、ちょっと我慢すれば捻出できる額」。〝掛け捨ての保険料〟を払っている感覚だという。

「自分でできることをやらないで、文句を言うのは嫌。全部やってダメだったらダメでしょうがないと思えるけど、後から振り返って、やっておけば良かったとは言いたくない。保管費用を払い続けるのも、同じ理由かな」

とはいえ、卵子凍結については、積極的に人に勧めるものではないと思っている。薬による副作用があって、高額な費用がかかる上に、卵子凍結をしたからといって必ずしも将来、妊娠できるとは限らないからだ。

「卵子凍結は、全てを解決してくれる魔法のような技術ではないことを、繰り返し言っていかないといけないと思う。本当に子どもを産みたいなら、産める環境とパートナーをつくることもセットで進めないと、と自分にも言い聞かせています」

増永さんは、今の日本での卵子凍結をめぐる動きを見ていて、思うことがある。それは子どもを持つ選択に付いて回るはずのパートナーの問題に、蓋がされているように見えることだ。

日本では、人工授精や体外受精などの不妊治療を進める場合、基本的に法的婚姻関係か事実婚のカップルであることを証明する必要があるのは先述の通り。それと同時に、25頁でも説明した通り、産科婦人科学会の方針により、医療機関での精子提供は、女性に体外受精を受ける医学上の理由があり、かつ精子の提供を受けなければ妊娠できず、なおかつ法的に結婚している夫婦しか受けられないとされている。

したがって、子どもを望むパートナーのいない未婚女性は、海外で精子提供や不妊治療が可能な医療機関や精子バンクにアクセスするか、SNSなどを通じて個人的に精子提供者を探すという流れになる。具体的には、海外の医療機関で第三者の精子提供を受け、人工授精や体外受精などの手段で妊娠・出産を目指す動きや、個人的に入手した精子を、シリンジ法（針のない注射器のような器具を用いて、自分で精子を腟内に注入する）などの手段を用いて、自力で妊娠出産を目指す動きなどだ。

言わずもがな、個人間での精子提供のやり取りにはリスクも大きいが、日本では法的な規制がないため、それができてしまえる環境があるのもまた事実だ。だが、そうした手段で女性が一人で子どもを産むケースはまだまだ少数派で、日本ではあくまでパートナーありきで妊娠・出産を考えるのが一般的である。そのため、「パートナーの話には触れずに、卵子凍結についてのみ語るって、どうなんだろう」と思ってしまう自分がいるという。

もちろん、パートナーについては、誰にとやかく言われるようなものではない。だが、それゆえに〝触れるべきではない問題〟になりすぎていないかとも思う。無論、相手に向かって突然「彼氏いるの?」などと聞くのは失礼だ。だがパートナーについて話題にして良いか、お互いに確認した上で、それを望む人たち同士では、〝触れるべきではない問題〟という段階から一歩踏み出し、具体的な方策を話し合っても良いのではないかと思っている。

「本来は卵子凍結するなら、ちゃんとパートナーを探す必要があるし、なぜパートナーができないのか、落としどころをどう見つけるのかも徹底的に考えるべき。卵子凍結とパートナー問題は両輪で、目を向けたくないことに向き合う必要がどうしてもあると思う」

目を向けたくないこと——それは例えば30代後半に入り、妊娠・出産の確率が落ちていく女性が、子どもがほしいと思う男性と結婚に至るのが、いかに難しいか。そして女性の年齢が上がるにつれ、出会いや結婚のハードルがいかに上がってくるか。

「卵子凍結が、税金を使うような取り組みになってきているからこそ、30代以降の女性が直面するパートナーの問題も同時に考えていくべきだと思います」

子どもを産むには、基本的にはパートナーが必要である今の日本の状況と、年齢を重ねるごとに相手との出会いが難しくなるという相反する二つの現実。それらは確かに、「目を向けたくないこと」であって当然だ。だが、そこに妊娠や出産のタイムリミットが加わってくると、否応無しに向き合わざるを得なくなるのも、苦しいことにまた事実なのだ。同時に、パートナーや子どもといった話題は、誰彼かまわず無邪気に触れていいテーマではないというのも、(相当空気が読めない人を除いては)社会の共通認識である。

そんな中で、「なぜパートナーができないのか、落としどころをどう見つけるのかまで考えるべき」と、当事者として言葉にして言える強さを感じたし、このあまりにセンシティブなテーマを、口に出して言える当事者というのは、かなり限られているのではないかと思った。

一方で、増永さん自身は、結婚という制度をそこまで信用しているわけではない。子どもや財産を法的に守るため、必要が生じてから籍を入れるのでも良いとも思うし、目の前に優先すべきことがあるならば、別居婚でも事実婚でも構わないと思っている。

それと同時に、近い将来、一緒に家族をつくるという深い話までできることができるパートナーに出会えるかは全くの未知数でもある。自分なりに出会うための努力を重ねて、それでも「この人」と思える人との出会いがなかったら、「自分のキャリアを爆走しながらも、一人で子どもを産む選択肢もありかなと思う」。

その場合、子どもに「なぜ父親がいないのか」と聞かれた時の理由をきちんと説明できるようにしておく必要があると思っている。また、自分一人で子どもに貧しい思いをさせることなく稼ぎ続けることができるのか、さらに子どもに寂しい思いをさせることなく親として接する時間を確保することができるのか、その見通しも立てねばならないとも思う。それがちゃんと自分の中で見つかるまでは、一人で産んだり、養子をとるなどの選択はしないつもりだ。

――子どもを産んで育てるのに、パートナーはいらないという気持ちもある?

「もちろん〝この人〟という相手との出会いがあって、一緒に子どもを育てようと思えるパートナーができたらベストだけど、それが叶《かな》わない可能性もある。日本では今、子どもを持つには、結婚という制度が前提になってるけど、このままでは、結婚できないから子どもが産めないという人が今後どんどん増えてくると思う」

――なぜそう思う?

「これはあくまで私の考えですが、30代半ばになって、なんやかんやで結婚できない人って、いわゆる日本社会における〝結婚のピーク〟のタイミングに乗ってこなかった人とも言えるんじゃないかな。例えば20代後半に第一次のピークがあって、30代前半に第二次のピークがあるとする。そのタイミングに乗れる人と乗れない人がいて、乗れない場合には、結構難しい戦いになってくる。日本は〝結婚のピーク〟という年代が、ヨーロッパよりかなり絞られている印象もあります」

――〝子どもを持つこと＝結婚ありき〟という現状も、変わるべきだと思う？

「はい。じゃないと、このままでは少子化がもっと進んでいくと思う。そうなるともっと国が貧しくなるし、働ける人口がどんどん減って、老人だけが多くなるという長期的な問題につながります。

それを考えると〝父親がいて、母親がいて〟という伝統的な結婚制度や家族観は、今後崩壊していくんじゃないかな。女性が子どもを一人で産んで育てる選択的シングルマザーも、同性カップルが子どもを持つことができるようになるのと同じように、広がっていく可能性があると思います」

――一人で子どもを産んで育てる選択について、どう思う？

「一番大事なのは、産まれてくる子ども。母親が選択的シングルマザーを選ぶというのは、父親がいない子どもの人生を選択することにもなる。それを子どもは何も知らずに産まれてくるわけで、子どもに父親がいない悲しみや不幸を、最初から負わせてしまうことになると思うんです。育っていくうちに、〝他の家庭には父親がいるのに、なんで自分には父親がいないのか〟という話になってくるはず。そうしたことに対する子どものケアをどうするのか、それはすごく大きなハードルになると思います。

加えて今の日本社会は、まだまだ伝統的な結婚制度や家族観を元に考えられているから、一人で子どもを産んで育てることへの差別的な目もある。例えば〝婚外子〟とか〝てなし子〟とか〝片親〟とか、父親か母親がいない子どもに対する差別的な用語もあるし、〝男親と女親、お父さんとお母さんが二人でいないと〟という観念がすごく強い。父親か母親がいない子どもに対する社会の冷たい目も存在すると思う。選択的シングルマザーとして子どもを産むなら、そういうものに対して、どう立ち向かうかということもあります」

――増永さん自身は、一人で産んで育てる選択はあり?

「私には子どもがほしいという気持ちはある。でも産まれてくる子どもは、親を選択することはできない。だからこそ、産まれてきた子どもが幸せに暮らせる環境はやはり与えてあげないといけないと思います。親の都合で生まれてきて、大変な思いをするのは違うから。

もし選択的シングルで産むなら、一人で産むことに対する差別がない社会であることが理想。でも悲しいけれど今の社会では、『自分で勝手に産んだんだろ』とか当然のように言われると思う。一人で産む選択をするなら、そうした差別的なものに負けないことが必要だし、父親不在で産まれてくる子どもの心のケアも必要です。

最初から選択的シングルということが決まっていて、生まれた時点でそれを子どもに背負わせることを、どう解決するか。その解決策は、私もまだ探しているところです。自分がどれだけ子どもを大事にしても、子どもが周りから受けるものや、子ども自身が感じるものは、止めることができない。それらも踏まえて全部カバーできると思えたら、そしてその覚悟が決まったら、ようやく一人で産むのもありと言えるかな。自分がほしいから産むというのは違う。生まれてくる子どもの人生にどう責任を負えるかだと思います。

そしてこの先、もし自分では産めなかったら、養子縁組という手段もありだという気持ちもあります」

増永さんは、一人で子どもを産んで育てる「選択的シングルマザー」を、「卵子凍結の先にある選択肢の一つ」とも話した。

「経済的に安定していて、覚悟が決まっている女性は、これから一人で産んで育てる選択肢もありだと思う。大切なのは、それを社会がどう受け入れ、産まれてくる子どもをいかに守っていくか。今、増えている凍結卵子を無駄にしないためにも、これまでの考え方から脱却していかないといけない局面にあると思う」

両親がこの世を去って以降の10数年、数カ月に一度、両親や祖父母が夢に出てくる。そして目覚めると「ああ、もういないんだった」と思う。

自分がこの先、家族を持つのかは分からない。持ちたいとは思うが、それが叶うかは神のみぞ知る。かといって、諦めたり悲観的に考えたりすることはない。今、自分ができることをやる。その積み重ねだ。卵子凍結も、その一つに過ぎない。

彼女は今日も、前を向いて生きている。

## パートナーに求めるハードルが上がっている？

若者の恋愛や結婚離れが言われるようになって久しい昨今。全国の20歳から49歳までの未婚の男女を対象に行われた調査（リクルートブライダル総研、「恋愛・結婚調査2023」）によれば、全体で「恋人がいる」人の割合は29・7％と3割未満。7割が「恋人がいない」という結果が出た。理由としては、「金銭的に余裕がなくなる」や「行動や生き方が制限される」などが多く挙げられるが、取材で話を聞いた30代半ば以降の女性たちからは「歳を重ねるにつれて相手に求めるハードルが上がっている気がする」という声も少なくなかった。

例えば、ある30代後半の女性が語ったエピソード。婚活に励む友人から、「今回の相手も違った」との話を聞いた時、なぜ違ったのか理由を問うと「食事の最後、割り勘だったのが残念だったから」という答えが返ってきた。前出の女性は「〝この人、なかなか結婚できないだろうな〟と思った」と打ち明ける。

「そんな取るに足らないようなことで〝この人は違う〟って判断してると、なかなか合う人を見つけるのが大変なんじゃないかな」

似たような話は、確かによく耳にする。自分でも意識しないうちに、「こういう人が良い」という相手に求めるハードルが上がってしまうパターンだ。もしかするとそれは、独身を謳歌すればするほど見られる傾向かもしれない。

先の「割り勘はNG」という話で言えば、食事は相手（男性）が全額払ってくれて当たり前。あるいは、自分より稼ぎが多くて、できれば年収いくら以上の人。身長が高くて、太っていない人。話が面白い人。それなりの会社に勤めている人……ｅｔｃ。

「自分が思う条件に当てはまる人を探そうとして、頭でっかちになってる女性が多い気が

する」（先の30代後半女性）

目下、パートナー探しに取り組んでいる前出の増永さんも、「年齢とともに、相手に妥協できるところがどんどんなくなってくる」と口にする。増永さんから見ると、パートナーを見つけられている人＝どこかで折り合いをつけられている人。パートナーを見つけるには、その折り合いを、どこかでつける必要があると感じている。

「相手と関係を築く上で、折り合いをつけていくためにも、自分はどこまでは譲れてどこまでが譲れないといった具体的な線引きを考えることも必要だと思う」（増永さん）

無論、パートナーを見つけるために、本当の自分を押し込めるのは違う。自分にとって大切なものが増えると同時に、譲れないものが増えるのも自然なことだし、仕方がない。ただ、「この人は違う」となった時、〝自分の外〟に原因をつくりがちなところを突き詰めると、案外自分自身に原因がある場合もあるかもしれない。

「相手に求めることのハードルが上がりすぎてないかを確認するためにも、冷静な自己分析って大事だと思う」

先の30代後半女性の声が、心に残った。

## 「いつ使うのか」凍結は計画とセットで

卵子凍結は、将来の妊娠するチャンスを残すことにはなるが、母体の高齢出産に伴うリスクはかわらない。実際、凍結卵子の保管は、母体のリスクとしてのリミットとされる45歳を区切りとして考えられることが多い。前出のはらメディカルクリニックでは、2024年11月末時点での凍結卵子の使用率は1割弱。「助成金の運用によって母数が増えることで、今後使う人がもう少し増えてくるかもしれない」（宮崎薫院長）とし、凍結卵子の使用率は今後10年で、10〜12％程度になるのではないかと予想している。

2007年と国内ではかなり早い時期から社会的適応の卵子凍結を始めた前出のオーク会も、凍結卵子を使った例は1割未満だ。

ただし、「凍結卵子を使っていない人＝出産していない人」ではない。凍結卵子を使わずに、その時点での自分の卵子で出産している人もおり、使う割合が低い＝凍結の意味がないとは一概には言い切れない。卵子凍結後に自然妊娠したり、その時点での卵子を使って妊娠が成立すれば、凍結卵子を使わないで済む場合も十分にある。

実際に、はらメディカルクリニックで卵子凍結をした608人のうち22人は、凍結卵子を使用せずに、まずは保険診療で実施できる体外受精から開始した。第一子はその時点での自分の卵子を使い、凍結卵子は第二子用に残すなどの選択も見られるという。

とは言え、多額の費用をかけて卵子凍結するなら、その後に使うところまで含めて考えた方が、コストパフォーマンスは高いと言える。都の助成事業で、卵子凍結を検討中の女性に向けて、基礎知識を説明する役割を担う東邦大学医学部産科婦人科学講座の片桐由起子教授も、「いつ使うのか、卵子凍結はその後の計画もセットで考えることが必要」と強調する。凍結して保管している卵子を融解して〝使う〟タイミングというのは、子どもを迎える環境が整い、準備ができた時だ。出産してからの子育ての長い時間を踏まえても「凍結すれば安心というわけではなく、計画を決めて取り組むことが必要」と警鐘を鳴らす。

「例えばキャリアを優先してきた人が責任ある立場になってから子どもを持つ場合、仕事上での要解決事項はクリアできるのかどうか。妊娠や出産がゴールではなく、そこから始まる子育ても含めて計画することを提案したいと思います」(片桐教授)

片桐教授がこう話す背景には、先述のように、実際に卵子凍結をしても、結局は保管している卵子を使わないままになるケースが多いという傾向がある。例えば日本より先行して健康な女性の卵子凍結が進んでいる海外のある調査では、卵子凍結を行う女性の80%以上が35歳以上で、平均年齢は36~38歳。卵子凍結をした女性のうち、その後妊娠した人は約20％だが、凍結卵子の使用率は5・2～7％で、半数以上は凍結卵子を使用せず、妊娠を計画した時点での卵子で妊娠しているという報告もある。

卵子凍結の技術には、「高齢出産を増やし、晩産化をますます加速させるのでは」といった懸念の声も聞かれる。本当に出産を望むなら、「卵子を凍結したから安心」というものではなく、それなりの計画性も必要になってくる。

前出の片桐教授の病院では、卵子凍結を検討する人が、問診票に妊娠・出産をいつ頃計画しているかを書く欄がある。特徴的なのが、どの年代の女性も「2年後ぐらい」と記入する傾向にあること。つまり、計画通りに進むかどうかは別として、遠くない未来に子どもを産みたいと望む女性が多い。

「本当に2年後に妊娠・出産しようと思っているなら、パートナーも含めて、妊娠・出産・育児環境を整えることにも注力すべきというのも、また事実です」（片桐教授）

とは言え、パートナー不在で妊娠・出産の計画を立てるのは、雲をつかむような話でもある。だがタイムリミットを考えると、パートナー探しにも、ある程度の計画性が必要というわけだ。「そんなにうまくいったら苦労しない」という声も聞こえてきそうだが、凍結卵子のコストパフォーマンスを考えても、ある程度の計画をもって臨むに越したことはなさそうだ。

卵子凍結が必要かどうかは、それぞれの年齢や状況によっても変わってくる。「例えば」と片桐教授は例を挙げる。健康な28歳の人が、32歳で妊娠を計画したいなら、卵子凍結は不要かもしれない。だが28歳の人が、43歳で妊娠したいなら、凍結を薦める、と。女性が35歳未満で、自然妊娠が望める場合、凍結より妊娠を先送りする原因を解決した方が良いのではと提案することもある。

「卵子凍結は、皆に必要な技術ではありません。例えば30歳の人が、34歳ぐらいまでに産もうと思うのなら、凍結を急ぐより、ともに子を育てていくパートナーとの出会いの方が優先される場合もある。自分にとって必要な医療かどうかは、いつ頃妊娠・出産したいかという計画に関わってきます」(同)

一方、凍結した卵子の使用率が「6割近く」と高いのは、卵子凍結の保管サービスやカウンセリングを行う前出の香川則子さんが代表を務めるプリンセスバンクだ。凍結前のカウンセリングに始まり、凍結後も利用者の相談に乗るなどの手厚いサービスを行う。同社の凍結卵子の保管料は、その相談料も込みとして設定されている。充実したカウンセリング体制が、凍結卵子の使用率を上げている理由の一つだと、香川さんは話す。

「卵子凍結は、身体的にも金銭的にも、それなりの負担をかけて行うわけですから、基本的には凍結卵子をいずれ使う前提でお話しします。そもそも本当に卵子凍結が必要な人か

な?というところからカウンセリングを始め、何が心配で何に困っているのか、丁寧に話を聞きます」(香川さん)

凍結卵子を預かり続けながらフォローアップする体制もある。何年ぐらいで使うか、あるいは廃棄するか。パートナーが見つからないなら、出会いをどうするか。具体的な部分まで突っ込んで話す。

「卵子を採って凍結した、それで終わりではありません。卵子凍結を意味があるものにするためのフォローアップも大切です」(同)

なお、凍結卵子の使用率は、「使用率が高いから良い、低いからダメ」などと一概に語れるものではない。結局、自然妊娠で授かったから、〝(凍結卵子を)使わずに済んだ〟という人も多いのは先述の通り。そして凍結卵子を使わずに済んだことについて、「高いお金を払って凍結したのに、もったいない」と後悔する人は皆無だという。

「卵子凍結したこと自体を後悔した人には、今まで会ったことがありません。凍結卵子があることで、心に余裕を持って妊活できた。それが自然妊娠につながったかも、などとポジティブに考える人の方が多い印象です」(同)

確かに取材を通じても、「卵子凍結をしたことに後悔はない」という声が多い。実際に使うかどうかは別として、「卵子凍結が精神的な安定につながった」という声や、「〝あの時凍結していたらという後悔をしない〟という達成感がある」という声もある。卵子凍結のコストパフォーマンスというのは、「実際に使用するかどうか」という使用率の尺度だけでは測れないもののようだ。

## 東京都に次ぎ山梨県も、助成金の賛否

「この数字は、大きな反響だと思っています」

こう話すのは、東京都が２０２３年度から始めた、卵子凍結の費用助成の事業担当者だ。この事業は都内在住の18～39歳の女性が対象で、将来の妊娠・出産に備え、加齢などによる妊娠機能の低下を懸念する場合に行う卵子凍結の費用を助成するものだ。

これまで説明会に参加した人数が約1万２０００人（２０２４年12月時点）で、すでに医療行為を終え、助成金を申請した女性が約３０００人（２０２４年12月時点）。申請者の年代は35～39歳が約65％と半数以上を占め、30代前半が約30％という。

都は要件を満たす２０２３年度の申請者全員に対し、卵子凍結に係る費用に対して最大20万円の助成金を支給しており（次年度以降、保管に係る調査に回答した際に、1年ごとに一律2万円、最大10万円を支給予定／２０２８年度までの実施を予定）、反響を受け、

2024年度は大幅に予算を増額して事業を継続する。

「将来的に子どもを望んでいても、さまざまな事情によって、すぐには妊娠・出産が難しい女性が、かなりの数に上るということが明らかになりました」(担当者)

2024年からは、東京都に次いで山梨県も、健康な女性が卵子凍結を行う費用の助成をスタートした。女性の多様なキャリア形成・ライフプランの実現を応援するため、卵子凍結を希望する女性に対し、支払った総額の2分の1、20万円を上限とするとしている。

卵子凍結は、保険適用にならない自費診療のため、高額の費用がかかるのをネックに、ためらう人も少なくない。そのため当事者からは助成金の動きを歓迎する声が強いが、専門家や医師の間では、効果を疑問視する声も多い。凍結した卵子を使って妊娠までに至る例が少なく、あくまで〝個人の保険〟という意味合いが強いためだ。「個人の保険に税金を投入することには、少なからず疑問を感じる」という声や「卵子凍結が出生数につながるとは思えない」「産むかどうか分からない人のための支援より、今すぐ産みたいと行動している不妊治療中の人への支援や、子育て支援を拡充すべき」などの意見も根強く、都に追随する卵子凍結支援の動きを懐疑的に見る人も多い。

共通アンケート

増永菜生さん

35歳

ローマ第一大学

＊趣味

美術館、カフェ、ピアノ、読書、映画

＊好きな食べ物

和食、お茶、珈琲、お菓子

＊休みの日の過ごし方

人に会う、美術館やカフェめぐり

＊一日の中で欠かせない時間

睡眠、カフェで過ごす時間

＊好きな本

研究書全般。岩波新書（赤版）の全般。日本語のエッセイならば須賀敦子、向田邦子、石井好子。文芸誌ならば「ユリイカ」。

＊好きな映画

歴史系の映画全般。ホラーとアクション以外はわりとなんでも見る。

＊好きな音楽

クラシック、クイーン、マネスキン

＊気分転換の方法

寝る、カフェに行く

＊落ち込んだ時の切り替え方

寝る、解決策を探し出す

＊1カ月の中で、何にお金を使うことが多いか。簡単な理由とあわせて

貯金。今は生活費をギリギリに抑えて、とにかく貯金に回している。

＊好きな言葉、座右の銘

天は自ら助くるものを助く

＊卵子凍結を考えている人に対して、一言メッセージ

基本的に、人の話はそこまで参考にならないと思う。不妊治療と同じように、誰かのやっていることが自分に合う、もしくは確率が高いとは限らない。だから卵子凍結に興味があるなら、医師と1対1で話して、きちんと話を聞いた方がいい。

Episode4

小川幸恵さん（仮名・41歳・外資系コンサルティング企業）

# 彼に相談すると、医療の手を借りて〝無理やり〟妊娠するのはどうかと言いました。

40歳の誕生日を迎える1カ月前のことだった。都内にある外資系のコンサルティング企業で働く小川幸恵さん（仮名・41歳・埼玉県出身）は2年前、3回の採卵手術で合計18個の卵子を採取し、凍結した。

「〝私には凍結している卵子がある〟ということが心のお守りになってくれている気がします」

小川さんは大学卒業後、海外の大学院に留学。経営学を学んで帰国後、コンサルティング企業に就職し、現在の会社が2社目だ。多忙だが仕事は順調で、4年前に管理職になった。

望んだ仕事に就き、十分な収入もある。平日は仕事が中心だが、休日はダンスやピラティス、美術や映画鑑賞、旅行など、やりたいこともたくさんある。周りには独身の友人も多く、毎日が十分に充実していた。

子どもについて意識し始めたのは、30代半ばを過ぎてからのことだ。それまで、どちらかと言えば、子どもは苦手な方だと思っていた。

「こんなことSNSで言うとすぐ炎上しちゃうと思うけど、レストランとか美術館で、子どもが大声で泣きわめいたりしてると、〝うるさいな〜、子ども連れで来ないでよ〟って普通に思ってました。電車で子どもが泣き始めても、ちょッとイラッとした視線を向けたりしてた。混んでる時間に子ども連れで乗らないでよとか思ったり。子どもを前にしても、どう接したら良いのか分からないし、あんまり可愛いって思えない。私は子育てに向いてないなって」

ところが周りがベビーラッシュになった30代半ば以降、少しずつ意識が変わってきた。友人の子どもを前にすると、自然と可愛いなと思えたし、友人たちが〝親の顔〟になっていくのを見て、「子育てっていいな」と素直に思った。自分の知らない世界を広げてくれそうだという気持ちもあった。

そんな心中を知ってか知らずか、次々と押し寄せられる、〝良かれと思って〟のアドバイス。「体力的にも経済的にも、産むなら早いうちがいい」「卵子が老化して、産みたくても産めなくなる」「子どもはいた方がいいよ」――。そんな言葉に何気ないふうを装ってきたが、内心は焦りが募っていた。

「と言うのも、私は35歳を過ぎた初産《ういざん》が高齢出産になることとか、卵子の加齢で妊娠率が低下するとか、そういう類のことを全然知らなかったんです。周りにも独身でバリバリ働いてる友人も結構いるし、そういう子は〝40代で出産したらいい〟って普通に思っちゃってる。40代で妊娠・出産した芸能人のニュースを見るたび、〝私もまだ大丈夫〟って言い聞かせてたり。実際、私もそんな感じでいました。でも、子どもを産んでいる人は、〝産みたいなら早い方がいいよ〟〝産めなくなるよ〟って口を揃えて言う。次第に、〝え、35歳を過ぎると、そんなに出産が難しくなってくるの？　聞いてないんだけど〟って、タイムリミットについて焦り始めました」

それが、パートナーがいない状態で40歳を目前に控えたタイミングである。改めて現実を直視すると、タイムリミットがいよいよ差し迫っていると思った。「子どもがほしい」という気持ちよりは、「選択肢がなくなって後悔したくない」という気持ちの方が明確だった。

振り返れば、これまでの決断は常に、〝選択肢が多い方〟を選んできた。進学校の高校を選んだのも、大学で英語を猛勉強して留学したのも、コンサルティング企業に就職したのも、「その後の選択肢が絞られないようにするための選択」。いわば、自分で自分の幅を狭めないための選択だ。常に自分の気持ちに正直でいたいし、どんな理由であれ、やりたいことを諦めたくない。選択肢がなくなり、「それしか道がない」となるのが恐怖でもあった。

「将来を真剣に考えられる相手でない人と、恋愛ごっこをしている余裕はない」

そう考えた小川さんは、39歳で生まれて初めて結婚相談所に登録。だが、お見合いパーティーに行くと、厳しい現実を目の当たりにした。明らかに自分より若い女性が圧倒的に多い。男性は40代もいるが、若い女性に関心が向いているのが痛いほど分かる。

「この年齢で、結婚相談所で相手を決めるのは、ほぼ無理だと思う。私も経験して、ダメだった」

小川さんの気持ちを察したのは、大手金融機関に勤める同い年の友人だ。その友人も子どもがほしいが、決まったパートナーがいない。小川さんと同じような状況にある。

「実はね……」

友人が小川さんに打ち明けたのが、卵子を凍結した話だった。半年ほど前に卵子を採取し、凍結したこと。それによって、心が少しだけ軽くなったこと。結婚や出産について、前より少しはマイペースに考えられるようになったこと――。

友人は「すでに老化している卵子だから、産める可能性は高くはないんだけど」と前置きしつつ、「お金はかかるけど、やってみるのもありかもしれないよ」と話した。友人の言葉は、思いの外、胸に深く突き刺さった。

そこから決断するまでは早かった。もともと思春期の頃から生理が重く、婦人科で低容量ピルを処方してもらって飲むのが習慣だった小川さん。20代前半でピルを飲み始めてから、生理痛もだいぶ軽くなり、経血量も減るなど、「ピルによって生理をコントロールしている」という感覚があった。

「ピルが生理をコントロールできるものだとしたら、卵子凍結は妊娠・出産をコントロールできるものだなって。長くピルを飲んでいたのもあって、身体のサイクルをコントロールすることに対する抵抗感みたいなものは一切なかった。だから卵子凍結も、これは時代に合った合理的な方法だなって、ストンと腹落ちしました」

自分はすでに若くはなく、卵子の老化が加速している年齢にいる。分かっているのは、「今が一番若い」こと。ならば今しかない。注射や採卵への怖さもあったが、背に腹は代えられないと思った。

友人の話やネットの口コミを参考にし、複数のクリニックの卵子凍結セミナーなどにも参加して比較し、割高だが、実績数が多く説明も丁寧だと感じたクリニックに決めた。

小川さんは、3回の採卵手術を経て、合計18個の卵子を採取した。予想以上に大変だったのは、採卵までのスケジュールと身体的な負担だ。通院のタイミングや回数は、月経周期や卵子の生育具合などに左右されるため、自分の意思でコントロールすることは難しいのは、これまで説明してきた通り。

度重なる急な通院のため、職場には「婦人科系の事情で通院している」と話して理解を得た。小川さんの仕事は、突発的に対応しないといけない場面も少なくない。本当は婦人科に通っていることも職場には伏せておきたかったが、妙な心配をされても困ると思った。

「大丈夫なの?」と眉をひそめた男性の上司は、何か病気を抱えていると誤解しているようだったが、特にそれ以上の説明をするのは控えた。卵子凍結のための通院と話したところで、それがどういうものなのか、おそらく上司は分からないだろうと思ったからだ。

「ゼロから説明をするぐらいなら、病気ってことにしといた方が楽かなって」

採卵は1回ごとに約40万円がかかり、保管費用などを含めて、卵子凍結のために支払った総額は120万円を超えた。

「確かに大金ですが、将来のために、自分でやれることはやったという、ある種の達成感はあります」

卵子凍結後も、パートナー探しは継続している。実は卵子凍結後、これまでになかったハードルを感じていると打ち明ける。それは、人生のパートナーを見つけるというよりも、〝将来の子どもの父親探し〟をしている感覚が強くなったことだ。「この人いいな」と思えるかどうかももちろん大事なのだが、時にそれ以上に、「子どもの父親としてどうか」という視点で相手を見てしまう自分がいるという。

――それは例えばどんな感じ？

「相手がすごく良い人だったとしても、タバコを吸うのが習慣になってる人はやめた方がいいかなとか、将来的に安定してそうな人がいいかなとか……。私はこれまでの恋愛では、ヘビースモーカーでも、仕事があまり定まっていなくても、人として惹かれたら全然アリだった。30代で一番長く付き合った人はシェフの卵で、海外のレストランを転々として放浪生活を送りながら料理を学んでいて、将来的に自分の店を開きたいという夢を持ってる人だった。そんな夢追い人が結構好きだったんだけど、子どもの父親としてどうかって目で見ちゃうと、やめといた方がいいのかなという発想になってしまう。職業的にも安定していて、先の見通しが立てられる人がいいなってどこかで思っちゃう」

――それがパートナーを探す上でのハードルと感じる？

「はい。広かった視点が狭くなってくる感覚とでも言うのかな。これは私にとって、卵子凍結の意外なデメリットと言えるかも。自分的には柔軟な感覚を持ってるつもりだったけど、結局私も、〝父親はこうあるべき〟みたいな決めつけがあるんだなって分かって、結構ショックだった。でも、そう感じてしまったら、それを消すこともできないし。この先、良い出会いがあるように願うばかりだけど……」

――結婚はしたい？

「〝この人とずっと一緒にいたい〟と思える相手と出会えたら結婚もしてみたいけど、どこかで〝そんな相手と出会えるのかな〟って、冷めた目で見ている自分もいます。恋愛からつながる結婚、その先にある出産という〝王道とされる道筋〟を懐疑的に見ている部分もある。結婚せずに出産できたらいいのにっていう思いはあります」

――結婚しなくても、子どもはほしい？

「できればほしい。結婚か子どもかでいうと、子どもがほしいという気持ちの方が上ですね。現時点では、好きな人がいないからというのが大きいと思うけど。でもどこかで、夫婦の絆より、血のつながりがある子どもとの絆の方が強いイメージを持ってますね」

夫婦の絆より、子どもとの絆の方が強いイメージ――。それは小学生の時に両親が離婚した影響が大きく起因している。離婚後は、母親に育てられてきたが、「お母さんには幸恵がいるから」「2人家族でも、十分に幸せだよ」という言葉を、母親から何度も聞いてきた。小川さん自身も、父親が不在であることに、ことさら寂しさや劣等感を抱いた記憶はない。幼い時、友達から「お父さんから買ってもらった」「お父さんと出かけた」などという言葉を聞くと、「自分にはお父さんがいない」と、ちくっと胸が痛む感覚はあったが、こびりついて取れないほど強烈な感情ではなかった。それは小川さんが幼い時、父親に別の女性ができて、家を出て行ったという苦い思い出がベースにあるためでもある。

「あんな人（父親）がいないからって、寂しいなんて思うもんか、っていうような反抗心に似た気持ちだったかもしれない。自分が寂しいっていうより、お母さんが可哀想っていう気持ちの方が断然強かった」

離婚後は、母親や祖父母から愛情を注がれてきたという実感も強く、「父親と母親の両方がいないと幸せになれない」という感覚はないという。

一方で、結婚して別れることはあっても、〝子どもがいれば一人じゃない〟という思いがどこかにある。それは、自分自身が育ってきた環境に由来する部分も大きい。実際、30代に入った頃から、母親から「子どもはいた方がいいよ」と何度も言われてきた。

――「子どもはいた方がいいよ」と言われた時に、どんなことを思う？

「単純に〝そうなんだろうな〟という思いもあるけど、なんかそれって、自分の幸せのために子どもを産むって感じで、それはそれで親のエゴだなとも思う。母親から子どもはいた方がいいよって言われると、自分がちょっと〝母親を喜ばせるための道具〟みたいな気持ちになるし。母親は私を、自分のために産んだんだなっていう気持ちにもなる。でもそれはうちの母親が特殊とかではなくて、結局子どもを産むってどこまでも、親のエゴなのかなとも思う」

――親のエゴというのは具体的に言うと？

「突き詰めると、ただ単純に、自分がほしいから産む、ということかな。子どもを産むっていうのは、それ以上に掘り下げるようなことじゃないのかもしれないけど、なんでほしいのかという理由が、自分がほしいからっていうだけで良いのかなとも思う。相手がいたら、また違ってくるのかな？　相手のために子どもを産みたいって思えたら、エゴとは思わなくなるのかな？」

小川さんはふと、「松岡さんはどう思う？」とこちらに水を向けた。私が結婚していて子どもがいないことは、小川さんも知っている。子どもがほしいという気持ちはあるけれど、すぐには妊娠していないということも。取材の際に、「松岡さんはどうなんですか？」と小川さんから聞かれて、率直に自分の状況を答えていたからだ。私も取材相手の女性たちに、微に入り細に入り、ここまで立ち入ったプライベートの話を聞いているのだ。取材を始めた頃から、もし相手から自分のことを聞かれたら、できる限り率直に答えようと腹を決めていた。そうでないとフェアじゃないと思ったから。

ただ、小川さんに先述のことを聞かれて、私は「うーん……」と言葉に詰まった。なぜ子どもがほしいのかと聞かれて、理由を明確に答えられる人などいるのだろうか。確かに〝ほしいから産む〟というのが親のエゴと言えば、その通りなのかもしれない。だが同時に、それ以上の理由なんて存在するのだろうかとも思う。「ほしい」という自覚すらないままに親になる人だっている。親になる覚悟みたいなものも、子どもが産まれて子育てをしているうちに、自然とできていくものなんじゃないかとも思う。産む前に固められる覚悟といっても、それはたかが知れているのではないかと思う自分がいる。

一方で、小川さんの言う「相手（パートナー）のために子どもを産みたい」という気持ちは、私の中にも明確にあって、とても共感できる。私の場合、もしかすると「自分が母親になりたい」というより、「夫を父親にしてあげたい」という思いの方が強いかもしれない。

経緯の詳細は省くが、私たちは結婚する際、夫が私の姓を名乗ることを選んでくれた。選択的夫婦別姓の議論がなかなか進まない現代にあって、夫が妻の姓を名乗る選択をする人は、かなりマイノリティだ。婚姻届を出した世田谷区役所でも、窓口の担当者から「妻の姓ということでよろしいですか？」と蛍光ペンを使ってダブルチェックされたのも記憶に新しい。実際、夫が姓を変えたと聞いて驚く人は、想像以上に多かった。

なぜそうなったのかと言えば、夫が姓というものに対して特にこだわりを持たないタイプということもあったが、私の家族の意向を汲んでくれたというのもまた事実だった。だから婚姻届を出す際、私の中で「夫に姓を変えさせてしまった」という思いが、行き場のないものとして残った。

さらに東京育ちの夫は、「地元で暮らしたい」という私の思いにも寄り添ってくれた。「どこに住んだとしても、自分がどうあるかが大事だと思うから、別に東京を離れても構わない」と話していた夫は、幼い頃から暮らした都会を離れ、これまでと違う土地に住むことを驚くほどポジティブに捉えてくれた。「これから地方で挑戦するのも面白いし、可能性があると思った」とも振り返るが、地方移住が珍しくない時代とは言え、この選択をするのもまたマイノリティだと思う。東京の住まいを引き払い、私の地元である高知県に引っ越して4年が経とうとしているが、今のところ、夫は地方での暮らしを純粋に楽しんでいるように見える。だが私の中では「本当に良いのかな」という思いがどこかにあるし、「もし場所を変えたくなったら正直に言ってほしい」「何かを諦めることはしてほしくない」というのは常に夫に話している。

もちろん、「夫との子どもがいたら良いな」という気持ちと、「夫と一緒に子育てするのは楽しそうだな」という気持ちがベースにあってこそだが、これらのことが積み重なったのもあり、「私が夫にしてあげられることは何だろうか」という気持ちが、知らず知らずのうちに膨らんでいった。だから夫と「子どもがいると楽しそうだね」という話をし始めた頃から、「私が夫にしてあげられることは、夫との子どもを産むことだ。だってそれは私にしかできないことじゃないか」という確信に変わっていった。

小川さんは、「そうだったんだ」「なんかそれって分かる気がする」と頷いて聞いてくれた。そして「なぜ産みたいのか、その理由を言語化するのって、めちゃくちゃ難しいですね」と小川さんと頷き合った。

長い独身生活で、誰にも気兼ねなく過ごす日常の心地よさにつかってきたという小川さん。何にも邪魔されず、昼までたっぷり寝られる休日。好きな音楽をかけて、長風呂しながら楽しむ読書。好きなものを、好きな時間に、好きなだけ食べる自由。多少、部屋が散らかっていようが、ダラダラとネットフリックスを見続けていようが、誰からも何も言われない。自由で居心地が良い生活だと心底思っている。誰かと一緒に暮らすことで、それらを手放すことになるなら、別に結婚しなくても良いんじゃないか。子どもがほしいと思う気持ちと同様に、そんなふうに考えてしまう自分がいるのもまた事実だった。私も「よく分かるな」と思いながら話を聞いた。

小川さんが卵子凍結をしたクリニックの保管期限は45歳だ。

「この先、この人と子どもを持ちたいと思えるパートナーと出会えるのかも分からない。結局、凍結卵子を使わずに終わることだって全然ありうると思ってるけど、卵子凍結したことに対する後悔は全くない」

そう話していた小川さんに、それから1年後、再会した。

今、小川さんには、付き合っているパートナーがいる。知人主催の食事会で出会った、

2歳年上でバツイチの男性だ。「意外にもこの歳で、出会いがあったんですよ」と、ちょっと恥ずかしそうに照れ笑いしながら、ぽつりぽつりと彼について話してくれた。

彼は30代後半で離婚しており、7歳になる娘がいる。娘は元妻と一緒に暮らしており、彼は一人暮らしだ。私立高校の教師をしている。最初は付き合うことになるとは思っておらず、恋愛対象としては見ていなかった。だからこそ、気兼ねなく何度か二人で食事に行ったりしていたのだが、ある時点から急接近したらしい。エピソード2で登場した木村さんと同じく、いわゆる〝婚活〟を通じて出会った相手ではない。「これまで付き合ってきた人とは全然タイプが違うけれど、気を使わずに、自然体の自分でいられる相手」だと微笑む。

仮に40歳を人生の折り返し地点とするなら、互いにそのポイントを過ぎてからの出会い。人生後半の過ごし方について考える中、自然と「このまま一緒に歳を重ねたい」と思うようになった。付き合って半年ほど経ち、結婚の話が出始めた頃、小川さんはパートナーに、卵子凍結していることを話した。妊娠・出産を望むなら、急がないといけない年齢に来ていること。できることなら、子どもを産んでみたい〝かもしれない〟こと。後から後悔するのは嫌だなと思っていること。

話しているうちに、いろんな思いが去来して、自然と涙がこぼれた。その時、「あ、私って、やっぱり子どもがほしかったんだ」と思った。

「面と向かって彼と話しているうちに、〝子どもがほしいかもしれない〟と思っていた気持ちが、明確に〝子どもがほしい〟という気持ちに変わった。変わったというか、気づいたという感覚かも。〝かもしれない〟じゃなくなった。やっぱり〝子どもがほしい〟っていう気持ちって、相手がいることで、より明確になるんだって思った」

卵子凍結という医療技術そのものを知らなかったパートナーは、面食らった表情で、その話を聞いていた。

「彼は、前妻との間に子どもがいるし、これから新たに子どもを持とうとは考えていなかったみたいでした。でも何度か話し合いをして、私の思いを聞くうちに、〝幸恵ちゃんがほしいなら、挑戦してみようか〟って言ってくれました」

ただ、彼は凍結卵子を使うことには強い抵抗感を示した。この時、彼が生殖医療に対して抵抗感を持つタイプであることを、初めて知ったという。人の命は、自然な営みの中で授かるべきもの。不自然なことをすれば、どこかで無理が出てくるのではないか――それが彼の〝抵抗感〟の理由だった。言い方はもっと優しかったが、端的に言えば、「自然に妊娠しなければ、そこで諦めるのはどうか」「医療の手を借りて〝無理やり〟妊娠するのはどうなのか」というのが、彼の意見だったという。

自然妊娠の可能性が低くなるとされる年齢ではあるが、可能性がゼロというわけではない。実際、40代前半で自然妊娠からの初産を迎える人もいる。すぐにでも授かりたい小川さんとしては、最初から凍結卵子を使って妊娠を試みたいと考えていたが、相手の心中を踏まえると、一足飛びに進むのは難しいと判断した。そこでまずは半年、自然妊娠を試してみて、難しければその時に考える、ということになったという。

「凍結卵子を使いたいと言った時、パートナーは何て言うだろう」というのは、卵子凍結をした直後から小川さんが考えていたことだ。場合によっては、「受け入れられない」と拒絶されるケースもあるかもしれないと覚悟はしてきたつもりだ。同世代の友人らの話を聞く中で、不妊治療そのものに抵抗感を抱く男性も少なくないと知っていたからだ。私もこれまで、〝自然に授かるのではない〟という理由で、不妊治療に漠然とした抵抗感を抱く人にたくさん会ってきたからよく分かる。これぱっかりは、理屈で説明できるようなものではないと思う。

とは言え、彼の意見を聞いた時、心中、穏やかだったわけではない。「あなたは前妻との子どもがいるからいいかもしれないけど、私はいないんだから少しでも確率の高い方法から試したい」という思いもあったのは事実だ。と同時に、彼の思いを尊重したい気持ちも同じぐらいあった。

「だって、彼の気持ちを置いてけぼりにして妊娠したとして、果たして幸せと言えるのかなって……。彼の立場に立って考えたら、突然、付き合っている相手から〝私は2年前に凍結している卵子があるから、それとあなたの精子とをクリニックで受精させて、なるべく早く妊娠したい〟と言われたってこと。卵子凍結や不妊治療がどのようなものかも知らない人が、いきなりそんなことを言われても、考えたり受け入れたりするのに時間がかかるのも分かるなと……」

凍結している卵子が、どれぐらい受精卵になり、妊娠につながるかは、蓋を開けてみないと分からない。41歳になった今の卵子より、凍結卵子の方が若いことは間違いないが、凍結している18個の卵子全てが妊娠につながらない可能性もある。

「そう考えたら、何が何でも最初から、凍結卵子にこだわらなくても良いのかなと。彼の気持ちのためにも、いきなり凍結卵子から使うのではなくて、少し自然妊娠を試すステップを踏んでから、段階的に進めるのが良いかなと思っています」

本当はすぐにでも凍結卵子を使いたいが、彼の気持ちも大切にしたい。一足飛びに進まないのは、彼の気持ちを大切に思うがゆえの判断だ。

卵子凍結をした時点では、パートナーがいなかった。むしろパートナーがいないから卵子凍結したとも言える。凍結した卵子を使うのは、「この人と子どもを持ちたい」と思えるパートナーが現れ、互いに合意に至った時——。だがパートナーと出会っても、その〝合意〟を得るのが難しい場合もある。

「凍結卵子を使っての妊娠・出産は、パートナーにとっても、心の準備と整理に、ある程度、時間が必要かもしれません」

パートナーと出会い、子どもを持とうとする合意が生まれた段階で、新たに生じた葛藤。これもまた、卵子凍結が持つ一つの側面と言えそうだ。

## 揺れる男性の心理

生殖医療の主体は、母体に命を宿す女性であるのは揺るぎない事実だ。だがその陰で、パートナーである男性の心が置き去りにされがちな実態がある。実際、不妊治療の取材の中でも、男性が人知れず抱える葛藤が、たびたび議論になることがあった。「こういうテーマは特に、女性より男性の方が、葛藤や悩みを内に秘めてしまいがち」という声も、複数の医師から聞かれた言葉である。

葛藤を抱えていても、治療の主体は妻であるため、妻には本音が話しづらい。かといって、友人や同僚に気軽に話せる話題でもない。「男としての機能が弱いと見られたくない」といったプライドから、不妊治療への抵抗感を持つ男性もいる。

誰にも話せないプレッシャーやストレスが積み重なり、結果的に追い詰められてしまう男性の例も、少なからず見られるという。

「凍結している卵子を使って、あなたの精子と受精させて妊娠したい」。ある時、パートナーの女性からその趣旨を告げられた男性は、何を思うのだろう。実際、属性の異なる30〜40代の男性に意見を聞いたところ、「パートナーが選択したことなら尊重したい」という声もあれば、「頑張って妊娠のチャンスを残しておいてくれてありがとう、と思う」という声もあった。

一方、「凍結期間が長いほど、本当にそれを使って大丈夫なのか、産まれてくる子どもに万が一何かあったら、という気持ちが拭えない」と凍結保存による子どもへの影響を心配する声も聞かれた。同様の理由から、凍結卵子を使うなら、妊娠時期に胎児に異常がないかどうかを調べる「出生前診断」を「絶対にやってほしいと思う」とする意見もあった。

さらに、これは少し突飛な意見かもしれないが、「〝自分と出会う前の卵子を使って受精させる〟ことに対し、少なからず違和感がある」という声もあった。

これらは感覚や価値観の問題で、どれが正解でどれが間違っているという話ではない。理屈では語れない部分の問題だ。だが自分とパートナー、二人の子どもとして育てることを前提とするなら、双方が納得の上で進めることが必要になるはずだ。

前出の小川さんが「彼の気持ちを置いてけぼりにして妊娠したとして、果たして幸せと言えるのかな」と語った一言は、双方の意見が合致しなかった場合に生じる、重い葛藤を表している。パートナーと気持ちをすり合わせる過程も、凍結卵子を使って出産に至るまでの大切なプロセスの一つと言えそうだ。

## 支援に乗り出す企業

卵子凍結のハードルの一つに、費用の高さがあるのは、これまで説明してきた通り。全額自己負担となる自費診療のため、経済的な負担は大きくのしかかる。必然的に、卵子凍結する人は、ある程度の収入があって、経済的にも自立している女性が多い。

一般的に、卵子を取り出すまでには1回およそ20万円から50万円がかかると言われ、これとは別に、個数に応じて年間、数万〜数十万円の維持費もかかる。1回の採卵で思うように卵子が取れなかった場合には、それを何度か繰り返すことになる。巻末図表❸は、はらメディカルクリニックが出している、卵子凍結にかかる費用の一覧の例だ。排卵誘発剤の種類や採卵個数によっても金額が変わってくる。またその後パートナーと出会い、凍結卵子を使って受精・培養・胚《はい》移植まで進む場合には、卵子凍結費用とは別に、その分の費用が上乗せされることになる。

一方、昨今では企業でも、福利厚生の一環として、女性社員の卵子凍結に助成する動きが出てきている。例えばサイバーエージェントは2022年、女性活躍促進制度の一環として、卵子凍結への助成を取り入れた。卵子凍結に関する費用の一部を、40万円を上限に助成している。

制度に取り入れたきっかけは、同社で働く女性社員からの提案だった。同社広報の上村嗣美《つぐみ》さんは言う。

「キャリア形成で重要な時期と、妊娠・出産の適齢期が重なるのは事実。当社で働く女性の選択肢を広げる上でも、将来的に妊娠・出産を希望する女性社員が、安心して仕事できるように制度化しようという結論に至りました」

制度設計には、慎重な議論が必要だったこともあり、半年程度の期間を要した。会社としていくらまで支援するかという費用設定の難しさもあれば、制度を設けることが、〝結婚や出産することが女性の生き方〟というメッセージにならないように注意する必要もあった。

制度導入にあたっては、社内に専門医を呼んでのセミナーを実施。当日は100人を超える女性社員の出席があり、高い関心がうかがえた。現在に至るまで、月に数件の利用申請がコンスタントにあり、利用者の年齢は30代が中心だという。

「当社では人事制度をつくる時、〝挑戦と安心はセット〟という考え方で取り組んでいます。つまり、〝安心して働ける環境がないと挑戦できない〟という考え方がベースです。卵子凍結もそうで、出産適齢期とキャリア形成で重要な時期が重なることを、不安に思う社員もいる。私も一人の女性として、その感覚はよく分かります。卵子凍結によって、安心して働ける環境が整えられるなら、制度化した意味があると思っています」（上村さん）

パナソニック コネクトでも、同様の福利厚生制度が2023年、スタートした。制度導入の発端は、不妊治療中の社員からの「仕事と不妊治療の両立が難しい」という声だ。当時の女性執行役員の中にも、長年にわたって不妊治療を経験した人がおり、キャリアとライフプラン設計とのバランスを保つのに、さまざまな葛藤を感じた体験も制度導入の後押しになった。

卵子凍結の有効性に関する国内外のデータなどをもとに、事前申請時に34歳以下（2027年度までは39歳以下）の女性社員を対象とし、卵子凍結費用（採卵・凍結）1

回に限り、40万円を上限に助成する。導入の際に実施した社内セミナーには、80人ほどの女性社員が参加。30歳前後を中心に、高い関心を集めているという。同社広報担当の、武藤真奈さんは言う。

「タイムリミットが迫ってからではなく、卵子の加齢などの生殖機能の事実について、なるべく早いタイミングで知った上でライフプランを考えてほしいという思いもあり、将来的（2028年度以降）には34歳以下を対象としています。自分自身のキャリアとライフプラン設計について、より幅広くチャンスを選択できるようになればと願っています」

いずれも、社員の声をもとに整備された新たな福利厚生制度で、支給される額も行政の助成金より手厚い。これらの取り組みは大企業を中心に始まったばかりで、まだまだ企業数は絞られるが、今後広がりを見せていく可能性もある。

なお、社会的適応の卵子凍結が日本より先んじて広がったアメリカでは、2014年、フェイスブック社（現・メタ社）が卵子凍結を含む妊娠医療支援として最大2万ドルの福利厚生制度を取り入れたのを皮切りに、アップル、グーグルなど、巨大テクノロジー企業で次々と支援制度が導入されて久しい。現地の報道によれば、女性は出産を諦めることなくキャリアを築くことができる一方で、一部には女性に当面「子育てより仕事優先」という選択を強いることになると懸念する声もあるようだ。

## メリット、デメリット

加齢による妊娠率の低下に備える選択肢として、注目を集める卵子凍結。手放しで推奨できるものではないことから、専門家らは「卵子凍結は万能薬ではない」「メリット、デメリットを理解した上で、よく考えて決めることが大切」と口をそろえる。改めて、利点と課題を振り返ってみよう。

最大のメリットが、卵子凍結によって「妊娠・出産の時期を先延ばしにできるかもしれないこと」だ。年齢を重ねると、卵子の質と量が低下し妊娠しにくくなるのは前述の通り。若い卵子を凍結しておくことは、加齢による影響に備える対策となる。採卵する時期が若ければ若いほど、卵子の質も良く、個数も多く取れる傾向にある。つまり将来的に妊娠・出産できる可能性が高まる。

また、年齢が上がるにつれて、子宮や卵巣の将来の妊娠に影響する病気のリスクが上がるとされるが、凍結している卵子があれば、あらかじめ妊娠に備える策となる副次的なメリットもある。

さらに取材を通じて多く聞かれたのが、「精神的な安定につながる」という声だ。卵子の老化は避けようがないものだが、卵子凍結によって、「〝採卵した時点での卵子〟を保存できている」という安心感がもたらされる。これにより、漠然とした焦りから解放され、仕事やパートナー探しなどに集中しやすくなるという声も聞かれた。「将来のための技術のようでいて、今を安心して生きるための技術とも言える」とする専門家の声もあった。

ここまで聞くと、良いことずくめのようだが、現実はそうとも限らない。まず前提として、卵子凍結は、将来の妊娠・出産を約束するものではない。現に今の医療技術では、凍結卵子が妊娠成立までたどり着く可能性は「不確実」とされている。

その理由の一つが、卵子凍結が「受精前」の状態での保存になることでの影響だ。卵子凍結とは、「未受精卵凍結」とも呼ばれるように、受精前の卵子を保存のために凍結することを指す。卵子凍結とよく混同されるものに、受精卵凍結（胚凍結）があるが、これは不妊治療で行われるものだ。卵子と精子を受精させ、その後、その受精卵が細胞分裂を繰り返して子宮に移植できる「胚」と呼ばれる状態になったものを凍結することを受精卵凍結（胚凍結）と呼ぶ。大きな違いは、受精「前」に凍結するか、受精「後」に凍結するかだ。

この未受精卵の凍結と、受精卵の凍結とでは、将来的に妊娠・出産に至る可能性に大きな違いがあることがわかっている。凍結卵子を使って妊娠を試みる際には、融解した卵子を精子と受精させ、細胞分裂を繰り返し、「胚」の状態にたどり着いたものを子宮に移植する（胚移植）。受精卵凍結の場合、胚の状態で凍結しているため、凍結状態を溶かしたら、すぐに移植することができる。しかし、卵子凍結の場合は、卵子を融解し、子宮に移植するまでに、精子と受精させ、受精が成立し、細胞分裂を繰り返し、胚となる状態に至るまでのステップを踏む必要がある。この一連の過程の中で、胚になるまでたどり着けない可能性も十分にある。さらに胚を子宮に移植し、着床するかどうか、着床後に妊娠が成立するかどうか、妊娠が無事に出産までたどり着くかどうかというステップもある。

卵子を凍結した時の年齢や、精子の状態により、確率には幅があるとされているが、凍結・融解を経た卵子が、処置によって変性することなく、精子との受精に臨める率が86～96・8％、受精率が71～79％、着床率は17～41％、胚移植あたりの妊娠率は36～61％。その後、出産まで至ることができる確率は4.5～12％と報告されている。つまり、現在の医療技術では、妊娠の成立や、出産までたどり着く可能性はいまだそれほど高いとは言えない。

なお、33頁などで触れたはらメディカルクリニックでは、2021年から2023年までの3年間で660人の卵子凍結数があったと紹介したが、この3年間で凍結卵子を使った人は21人であるという。これは卵子凍結を行った人の3・45％という数字だ。なお、同クリニックでの凍結卵子の治療成績は胚移植あたり40％の妊娠率である。

また、採卵でいくら卵子の数が採れたとしても、採卵した全ての卵子が胚移植に使用できるわけではない。採卵しても卵子が凍結に適さず、変性したり融解する際に破損したりしてしまう可能性もある。凍結卵子の数が多いほど、出産に至る確率も高くなるとされているが、採卵する時の年齢でも変わる。卵子をどれぐらい凍結すると、出産まで至ることができるかも不確実だ。

さらに卵子を凍結する際には、採卵した成熟卵の中で〝受精卵になる確率が高いものだけ〟を選んで凍結することはできない。成熟卵といえど、その後に胚の状態まで育つかどうかは、受精させてみないと分からないのだ。

薬や採卵に伴う副作用や合併症のリスクなど、身体への負担も出てくる。専門家などからは、卵子凍結をしたことで「かえって出産が先送りになるのではないか」という懸念も聞かれる。

これらの要素を踏まえ、日本産科婦人科学会は2023年、社会的適応による卵子凍結を検討している人に向けて「参考にしてもらいたい」と詳細な情報の動画を公開した。諸外国のデータをもとに、胚移植ごとの妊娠率や出生率などに触れ、社会的適応の卵子凍結が「将来の妊娠・出産を約束するものではないこと」「妊娠・出産の成功率がそれほど高くないこと」「妊娠時期が高年齢になると、母体と赤ちゃん双方へのリスクが高まること」

などを説明している。

動画の締めくくりには、こんな言葉があった。

「例えば38歳で卵子凍結をして、43歳で妊娠・出産を望む場合、その時点でのご自身の卵子での妊娠は難しいことが予想され、凍結保存した卵子に頼る可能性が高いでしょう。一方で、例えば29歳の方が卵子凍結をして、34歳で妊娠・出産を望んだとすると、凍結卵子を使わずとも、自然妊娠が可能かもしれません」

卵子凍結は将来の妊娠に備えるための、魅力的な選択肢であると考えやすい一方で、いまだそれを用いた妊娠の成功率は高くないこと、妊娠時期が高年齢となることにより生じる母体側のリスクを軽減できるわけではないことといった課題もある。

## 「見送った」「間に合わなかった」…卵子凍結をめぐる葛藤

東京都が2023年度から始めた卵子凍結の助成金説明会に参加したのは、約1万2千人（2024年12月時点）。うち医療行為を終え、助成金を申請した女性が約3千人（2024年12月時点）であるのは、114頁で説明した通りだ。ということは、説明会に参加した約4分の3の女性は、医療行為の途中か検討中、あるいは見送ったということになる。

「将来、絶対に子どもがほしいというわけじゃない。できなかったら、それはそれとして受け入れられると思ったから、卵子凍結は見送りました」

こう話すのは、都内で働く32歳の女性。卵子凍結については漠然と知っていたが、都の助成金の動きを知り、「行政から補助が出るなら」と俄然前のめりになった。パートナーはいないが、結婚願望はある。「選択肢としてはアリかも」という気持ちで都の説明会に参加したが、「現時点では、私には必要ないかもしれない」という結論に落ち着いた。女性は言う。

「私にとっては、卵子凍結って、役に立つかどうかがかなりグレーな〝掛け捨ての保険〟という感じ。パートナーもいないし、今は好きな人ができる気配もないし、卵子凍結したとして、結局使わないことになる可能性も十分ある。別に40代、50代での結婚でも、それはそれでありと思っていて、〝適齢期までに結婚して、何が何でも子どもを〟と考えているわけじゃない。自由に使えるお金だって限られている。であれば、自分が今やりたいことにお金を回したいと思いました」

見送った人の中には、「費用が高すぎる」「5万円ぐらいでできるならやるけど」という声も複数聞かれた。保険的な意味合いで卵子凍結を考えた時、費用対効果があまりに不透明という理由も大きい。34歳女性は言う。

「将来使うか使わないか分からないものに、何十万というお金はかけられない。その金額をかけたら、〝絶対に（凍結卵子を）使わないと〟という気持ちになりそうで、人生の優先順位に影響が出てきそう」

凍結卵子を保管しておくことで、逆に縛られることが出てきそうだとする声もある。40歳の女性は言う。

「45歳ぐらいまでは、子どもについて悩むことが続きそうだけど、それを過ぎたら解放される人が多い印象。私もそうやって、〝ああ、もう産むのが難しい年齢になったな〟と自然に諦めるのが理想です。でも凍結卵子があると、ある程度望みを託して凍結する分、自然に諦めるというのが難しくなりそう。凍結卵子は、50歳まで保管できるところも多いと聞くけど、その場合、50歳まで悩み続けることになりそうで、それが嫌だから、私はやらないかな」

40代女性からは、「もっと若ければやったけれど……」とする声もある。例えば、現在44歳の女性は、「39歳までだったら凍結していたと思う」と口にする。卵子加齢の影響を踏まえ、採卵は原則的に39〜40歳までとしているクリニックは少なくない。都の助成金の対象年齢も、上限は39歳だ。

「希望すれば、44歳の今からでも卵子凍結できるクリニックはあるけれど、すでに老化している卵子を採取して凍結しても、あまり保険にはならないのかなと……。個人差はあると思うけど、40歳を超えると、何のためにやるのかという意味合いが変わってくる気がする」

大手メーカーで働くこの女性は、37歳から41歳までの4年間、海外赴任で日本を離れた。「赴任当時の37歳の時に、卵子凍結の選択肢があったら、迷わずやっていたと思う」と力を込める。

「37歳で海外赴任を言い渡された時、〝これで妊娠や出産から完全に遠ざかってしまう〟とは思ったけれど、当時は卵子凍結なんて選択肢はありませんでした。一方で、海外赴任は私の夢でもあったし、いつその機会が訪れるとも分からない妊娠や出産を理由に断る選択もなかった。自分が年齢的に卵子凍結に間に合わなかったのは残念だけど、将来に産む選択肢が持てるという意味では、これからの世代が羨ましい」

卵子凍結も手がける都内のはらメディカルクリニックでは、卵子凍結をするかどうかの意思決定の段階から相談に乗る支援をしている。同クリニックによれば、卵子凍結を「する」と決めて訪れる人は全体の7割程度で、残り3割は、卵子凍結をするかどうかの意思決定にあたっての支援を求める傾向にあるという。宮﨑院長が言う。

「都の助成が始まって以降、〝興味はあるけど、やるかどうか迷っている〟という人が増えました。どちらかといえば若い人の方が迷わない印象で、当院でも〝将来の妊娠のためなら（卵子凍結を）推奨しない〟としている38歳前後の患者さんが、迷いを抱えている傾向です。メリット、デメリットを包み隠さずお伝えして、それでも迷っているなら、無理してやらなくて良いのではないかとお話しする場合もあります」

共通アンケート
小川幸恵さん
41歳
外資系コンサルティング企業

＊趣味

ダンス、ピラティス、美術鑑賞、映画鑑賞、旅行

＊好きな食べ物

韓国料理やタイ料理など辛い食べ物

＊休みの日の過ごし方

ネットフリックスで韓流ドラマを観る、美術館や映画館に行く、身体を動かす、ふらっと週末旅に出る

＊一日の中で欠かせない時間

お風呂で読書する時間

＊好きな本

東野圭吾の本、ミステリーが好き

＊好きな映画

「ニュー・シネマ・パラダイス」

＊好きな音楽

エリック・クラプトン、アリシア・キーズ、ビヨンセ

＊気分転換の方法

身体を動かす、友達と美味しいものを食べに行く

＊落ち込んだ時の切り替え方

無心に身体を動かす、とにかく寝る、それでもダメならとことん落ち込む

＊1カ月の中で、何にお金を使うことが多いか。簡単な理由とあわせて

基礎化粧品。効果が高いと言われるメディカル系の基礎化粧品を揃えて使っているため。

＊好きな言葉、座右の銘

なんくるないさ

＊卵子凍結を考えている人に対して、一言メッセージ

卵子凍結が全部を解決してくれるわけではないから、自分の気持ちと向き合って、よく考えて。

## Episode5

### 前田智子さん(38歳・モデル・タレント)

女の人にとって、
採卵って出産経験に
近いのかもしれません。
母親になるというスイッチが
押された気がします。

ここ数年、卵子凍結したことを公表する著名人が、ちらほら見られるようになった。ただ、「卵子凍結をした」ということ自体は公表しても、その経緯や思いなど、具体的なことにまで言及している人は、ほとんどいない。

もちろん、表に立つ仕事をしている手前、卵子凍結という極めてプライベートなことについて、言及しづらいというのはあるだろう。実際、卵子凍結したことを公表している著名人何人かに取材を申し込んだのだが、「それについては話せない」という回答が続いた。「同様の取材依頼をたくさんいただいていますが、皆様一律に、お断りしています」という人も多かった。

正直なところ、その理由が、いまいち腑に落ちなかった。こう言っては何だが、「だったら、なぜ公表するのだろう?」とも思った。聞かれてもいないのに自ら卵子凍結したことを公表しているのに、「それ以上は話せない」というのは、なぜなのだろうと。

そんな時、ある女性モデルが「卵子凍結の道のり」と題して公開している約10分間のYouTube動画を見つけた。採卵周期に入る時の診察から、採卵手術が終わった後まで、クリニック内部や医師の映像もまじえながら、詳細に自らの体験を紹介している。採卵手術が終わった後、手術着に素顔の状態で、麻酔が切れて目を覚まし、痛みのあまり呻《うめ》き声を上げる姿までも晒《さら》しながら、必死で自分の体験を伝えている。「これを公開する勇気は、すごいな」と思った。動画の概要欄には、こんなメッセージが綴られていた。

「卵子凍結という言葉だけが浸透して、間違った想像で補われないように、とてもプライベートなことですが公開します」「生きるか死ぬかではないけれど、来月ではなく『今』じゃなきゃいけない事、わかってもらえるだろうか、伝わるだろうかと悩みました」

この人は、体を張って、自らの体験を伝えている。卵子凍結に臨む自分の姿を、映像で公開しようと思える勇気は、一体どこから来るのだろう。この人なら、表向きのイメージを考えて言葉を選ぶのではなく、卵子凍結をした体験を、自分の言葉で率直に話してくれるのではないかと感じた。果たして、その直感は正しかった。

モデル、タレントとして活動する前田智子さん（38）。高校卒業後、ニューヨークの大学に進学し、卒業後はダンサーや振付師として活躍。表現の世界で活動を続けてきた。プライベートでは、3年前に、事実婚関係にあった相手とパートナー関係を解消。その1年後、36歳で卵子凍結をした。現在は、東京と福岡の二拠点で生活を送っている。

表舞台での仕事は、時にイメージ商売とも呼ばれるほど、表向きの〝見え方〟を大事にする傾向が強い。にもかかわらず、前田さんはなぜ、自分の体験と心情を語ろうとしてくれるのだろうか。そう聞くと、「こうしたテーマを、もっとストレートに堂々と話せる社会になってほしいから」ときっぱり答えた。

「卵子凍結がもっと市民権を得た治療になったら、〝産まない〟ことを選択した人も、〝産む〟ことを選択した人に対しての見方も変わると思います。卵子凍結って、しなくても良いものを自分の意思でしている、いわばワガママのように捉えられているところがある。でも、そこに至る理由は様々でも、実際はものすごく切羽詰まった上での選択だったりする。生きるか死ぬかではないけれど、その人にとっては〝今やらないといけない手術〟であることや、どれだけの思いで、それをやり遂げようとしている人がいるのか、もっと知ってほしいと思うんです」

その境地に至るまでには、さまざまな葛藤や苦労があった。

「今後、出産も考えていらっしゃると思うので、なるべくリスクの低い方法で手術しましょう」

34歳の時に、婦人科の医師から言われたこの一言が、初めて子どもを産むことについて考えるきっかけになった。

やりたいことがたくさんあり、望むキャリアに向かって突き進んできた20〜30代。35歳を目前にした時、ふと「私はこの先、子どもを産むことがあるのだろうか」という気持ちがよぎった。そんな時、卵巣予備能を測る「AMH検査」の存在を知る。自分が今後、子どもを持ちたいのかどうかは分からない。だがそもそも子どもを産む選択肢が残っているのかどうか、「35歳になる前に調べてみよう」と思った。検査の結果、婦人科の医師から「20代並みの値です」と言われ、「まだまだ産める身体なんだ」と、とても嬉しかった。

その延長線で、ごく気軽な気持ちで子宮頸《けい》がん検査を受ける。そこで見つかったのが、子宮頸がんの一歩手前である「子宮頸部異形成」で、手術が必要な状態だった。手術に向けて医師が言ったのが、冒頭の言葉だった。

「20代並みのホルモン値って言われて、やったー!って舞い上がっていたのが一転、全身からサーッと血の気が引いて……。まさに急転直下って感じでした」

それが34歳の時のことだ。当時、周りの友人たちは、結婚して子どもがいる人がほとんどだった。自分でも心のどこかで、「そのうち、当たり前にあういう風になるんだろうな」

と思っていた。だが、自分が知らないうちに、病気によってその選択肢を選べなくなっているかもしれない。そう思ったら、底知れぬ不安を感じた。手術の方法によっては、今後子どもを産むのが難しくなるかもしれない——。その思いが駆け巡り、手術法が決まるまでは、眠れないほど不安な日々を過ごした。

幸い、手術は軽度なもので済み、無事に成功。だが見えないところで身体に変化が起きていたことで、「過信してはいけない年齢なんだ」と痛感したという。

10年ほど前までは、コンテンポラリーダンスに明け暮れるアスリートとして過ごしていた前田さん。表に立つ仕事をする今も、毎日、全身を鏡でチェックするのがルーティーンだ。身体の変化には人一倍敏感なつもりでいたから、なおさらショックが大きかった。そして、「今後出産も考えていらっしゃると思うので」という医師の言葉は、術後も心の奥深くに沈んで、残った。

「医師の言葉は、自分が子どもを持つという具体的な未来が、初めて提示されたような感覚でした。AMH値を調べようと思った時は、値を調べた後どうするのかまでは全く考えてなかったし、たぶん調べただけで満足しちゃってたと思う。まさかの事態が分かったからこそ、意識が変わりました。子どもを持ちたいと思うなら、未来に対して対策しないといけない、と」

その頃、婦人科に勤める姉の友人から、卵子凍結を勧められる機会があった。年齢を踏まえ、「将来産む気があるなら、やっておいても良いのでは」という。当時、前田さんにはパートナーがおり、事実婚状態にあった。姉の友人は、それを知ると「パートナーが決まっているなら、受精卵を凍結する方が良い」という。

卵子凍結と受精卵凍結の具体的な違いもよく知らず、自分が何を望んでいるのかもよく分からない。だが、まずは話を聞いてみようと、クリニック主催の説明会にパートナーと一緒に参加した。卵子の加齢による影響、年齢とともに下がる妊娠率・出産率、高齢出産のリスク――。説明会は、初めて知ることばかりで、衝撃を受けた。

「最初にへぇ〜と声が出て、次に衝撃。なぜだか目の前がパーッと明るくなった気がして、涙が出たんです」

「目の前が明るくなった」のは、受精卵凍結についての説明だ。受精卵凍結は、143頁で説明したとおりだ。不妊治療として行う体外受精の過程の一部として行われるほか、「今は望まないが、将来的に子どもを望む」法律婚あるいは事実婚カップルが、加齢などの生殖能力の衰えに備え、受精卵を凍結する目的もある。

当時、パートナーは福岡を拠点にしており、前田さんは仕事のある東京を拠点とした生活。二拠点を行き来するせわしない生活を送っていた。お互いに、仕事もまだまだこれからで、「頑張らないといけない時期」。そんな中、子どもを持つのか持たないのか決めろと言われても無理だった。だが、受精卵凍結という手段によって、産むか産まないかの判断を先延ばしにできる選択がある。それを知って、目の前が明るくなったという。

「説明会で話を聞いてみて、自分が仕事と出産との選択に苛《さいな》まれていたことに初めて気が付きました。私の仕事は、限られた椅子の奪い合いで、産休育休を挟んだとしたら、元いた場所にはまず戻れない。当時は、まだ自分のやりたいことがちゃんとできてないから、子どもについても考えられないところがあったと思う。そんな風に、今は産むかどうか決められない私たちでも、受精卵凍結ならできるって思えたし、この選択肢を選ばない理由がないと思った。受精卵を凍結することによって、選択を先延ばしにできると思ったら、未来がすごく楽しく思えたんです」

2人で説明を聞いた後、彼に「受精卵凍結がしたい」と話すと、彼も「やってみようか」と頷いた。それは、二人で子どもを持つことに向けて取り組む、とてもポジティブな体験だった。

採卵までの手順は、卵子凍結や体外受精と同じで、排卵誘発剤を注射しながら卵胞を育てていく。迎えた採卵手術では、1回で22個の卵子が取れ、うち受精卵になった12個を凍結。最初は「凍結するのは10個」と心づもりしていたのだが、いざ健康な受精卵が12個あると言われると、「端数を捨てるのはもったいなくて」全て凍結することにした。

想定より多い受精卵を保存できたことは、とても嬉しかった。パートナーも大喜びで自分の親に報告している姿を見ると、二人の子どもを持つという未来が、ぐっと近づいた気がした。これで将来産むための〝担保〟を持った状態で、当面は仕事に集中できる。これから少しずつ、子どもを持つための環境を整えていこう――。

ところがその後、思わぬ展開になっていく。気持ちのすれ違いが重なり、二人の間に深い溝が生まれていったのだ。前田さんは遠い目で振り返る。

「思えば私は、受精卵を凍結した段階で、意識が完全に出産にシフトしていたんです」

仕事への野心も持ち続けていたが、それと並行して、いや正直なところ、それ以上に。産休に入るならいつがベストか、どうやったら子どもを育てながら働けるかなど、産んで育てるための具体的なことについて考えている自分がいた。

ところが、パートナーはそうではなかった。以前にも増して、仕事に集中するようになり、すれ違うことが多くなったのだ。無論、受精卵凍結をした理由である「産む選択を先延ばしにできるから」という点を鑑みれば、彼の行動は目的に反しているわけではない。

当初の理由から意識が変わったのは、前田さんの方だった。前田さんは、その理由について、こう呟いた。

「女の人にとって、採卵って、出産経験に近いのかもしれません。自分の子宮の中にあるもの（卵子）を、外に取り出して、自分の目で見る。その過程の中で、自分の中で、〝母親になる〟というスイッチが押されたような気がします」

身体に痛みや負担を感じながら、女性側の〝命の種〟となる卵子を取り出す採卵。出産の痛みや負担と比べれば、ほんの小さなことかもしれないが、「出産経験に近いのかもしれない」という言葉は、彼女の中で起こった変化の本質を表しているような気がした。採卵後には、それまで見ることがなかった自分の卵子を写真で見られるし、受精卵凍結の場合には、精子と受精させて細胞分裂が進んだ状態も同様に見ることができる。最近ではタイムラプスと呼ばれる映像で、刻一刻と変化する細胞分裂の過程の様子まで見られるクリニックもある。採卵に至る過程では、超音波検査によって、自分の子宮の様子をエコー映像で何度も目にし、卵子が育っていく過程も見ることになる。

こうしたステップを経て、体外に取り出した卵子、あるいは精子と受精させた受精卵が、その時点ですでに「どこか可愛いと思える」「愛着が湧いた」「特別な存在」とする女性は少なくない。前田さんが語る「〝母親になる〟というスイッチが押された」というのは、自分でも想定外だった、もはや女性の本能的な部分の変化とも言えるかもしれない。「産みたい」に向けて動きたい前田さんと、「判断を先延ばしにしたい」パートナー。二人の間には、深くて大きな溝が生まれていった。

無論、溝ができた理由は、一つではないはずだ。「それまでの二人の関係性の中で、積み重なっていったものの結果だったと思う」と前田さんは振り返る。

前田さんは、その溝を、ただ傍観していたわけではない。「何としてでも関係を修復したい」と奮闘した。だが一度できた溝は、どうやっても埋めるのが難しい状態になっていった。

つらい出来事をいくつも経て、最終的には事実婚を解消。それが受精卵凍結の約1年後、36歳のことだ。ちょうど保管を1年延長するための更新手続きをするかしないかの時期だった。

事実婚の解消によって、もっともつらかったのが、保管していた受精卵の廃棄だった。現在、日本では日本産科婦人科学会の見解により、「凍結された胚《はい》（受精卵）の保存期間は、被実施者夫婦が夫婦として継続している期間」と定められている。そのため、離婚または事実婚を解消した場合には、受精卵の保管は終了、つまり廃棄しなければならない。

前田さんが受精卵凍結をしたクリニックでは、受精卵の細胞分裂の状態を、タイムラプス映像で見ることができた。ここまで生き抜いて、成長してくれた、私たちの綺麗な卵たち――。その過程ですでに、受精卵に対する愛着がしっかりと湧いていた。

受精卵廃棄の話になると、前田さんの声は震え、涙が溢れた。その様子を見て、今も、気持ちの整理が十分にはつけられていないのだと感じた。

「受精卵の破棄は、まるで自分の子どもを殺すような感覚でした。私の中では、気づけば受精卵はすごく大事なものになっていて、〝将来私のお腹に戻る子たち〟みたいな気持ちが芽生えていたんです。36歳になる私が、あれだけ気持ちを注いだ受精卵を廃棄しなければならないことが、どれだけ残酷か。受精卵凍結のことを思い出すと、未だに悔しくて悲しくて、涙が出ます」

一度現実に引き寄せた、子どもを持ち、親になるという夢。36歳を目前に控えたタイミングでパートナーとの関係が終わり、受精卵の廃棄を余儀なくされた時、また振り出しに戻るどころか、さらにマイナス地点に立った気がした。大きな喪失感とともに、「産みたくても、もう間に合わないかも」という恐怖感に包まれたタイミングでもあった。同時に、一度抱いた夢を「なかったことにはできない」と強く思った。

卵子凍結は、そんな追い詰められた自分の心を守るための選択でもあった。卵子凍結については、ニューヨークで過ごした大学時代にも耳にすることがあった。アメリカでも高額な費用がかかるため、自分には手の届かない治療だと思っていたが、「30歳になって相手がいなかったら、みんなで一緒に（卵子凍結を）やろうよ」と、同級生の女友達らと冗談で言い合っていたこともある。

受精卵を廃棄したことで、パートナーを責めて落ち込みたくない気持ちもあったし、「自分で動かぬまま、恨み言を言う未来は絶対に避けたいと思った」。何とかマイナス地点から、振り出しに戻らないとと必死だった。だから、これからの自分の人生のためにも、もう一度採卵をして、卵子凍結しようと決めたのだった。

「その意味で、私にとって卵子凍結は、〝転んでも起き上がれる機会〟をくれたものでもありました」

1日でも若い卵子を取りたい――。その思いは強かった。その頃、東京都が卵子凍結に助成金を出す方針であることが発表されており、対象期間に入るまで待つことも一瞬考えた。だが、卵子加齢のリスクを考えると、1周期（1カ月）でも待つのは嫌だと思った。

「これだけお金をかけて卵子凍結したとして、もし劇的な出会いが凍結直後にあったら？」

「卵子凍結をしても、結局、自然妊娠で子どもを授かったら?」などの思いも巡ったが、すぐに打ち消した。

「あれだけつらい思いをしても、人って、すぐに希望的観測をしちゃうものなんだなって、自分にあきれちゃいました。そんな風に希望的観測をし始めるとキリがないし、動けなくなる。今の現実とちゃんと向き合おうって思ったんです」

そして迎えた採卵周期。マネージャーとも綿密に相談し、卵子凍結と仕事を並行するためのスケジュールを組み、仕事で迷惑がかからないように調整を重ねた。万全の体制で採卵に臨もうとしていたのだが、生理が予定より1週間早く来てしまったことで、予定していたスケジュールにも変更が生じてしまう。これぱっかりは読めないため、仕方がないことだ。急ぎ、仕事の関係各所に平謝りの電話をするも、急な日程変更の説明に困った。本当のことを話したところで、理解してくれる人がどれだけいるだろう。それを思うと、明らかに不機嫌そうな電話の相手に、説明しようという気にはなれなかった。

「卵子凍結は自費治療なので、どうしても〝本人のエゴ〟とも捉えられてしまう。それがとってもつらかった。私にとっては一刻を争う手術でも、それを分かってもらうのは難しかったりするし、採卵のスケジュールも読めないところが大きい。仕事先にも迷惑をかけたくないし、なんて説明したらいいんだろうとすごく悩みました」

卵巣刺激によって具合が悪くなる場面も多かった。卵子凍結では、できるだけ多くの卵子を取るために、高刺激の卵巣刺激法が採用されるケースが多いのは先述の通り。前田さんも同様で、排卵誘発剤を投与中の9日間は、生理前のようなだるくて眠い感覚が続いた。排卵誘発剤投与のための注射は、自己注射の選択肢もあったが、恐怖が勝って、注射の針を自分で刺すことがどうしてもできなかった。通える範囲の距離に住む姉が、ちょうど医療関係の仕事をしていたのもあって、毎回姉の元に足を運んで注射を打ってもらったという。

採卵手術で取れた個数は、35個。個数が多い分、卵巣に何度も針を刺したことになる。採卵は静脈麻酔下で行われ、眠っている間に終わったが、術後のダメージは大きかった。

麻酔明け、自分の呻き声で起きると、呼吸ができないほど下腹部が痛い。「まるで内臓がねじれ、下腹部の内部を掻き回されたかのような、今まで感じたことがない激痛」が押し寄せた。一般的に、一度の採卵で採取する卵子数の目安は、10〜15個とされていることを踏まえると、35個というのは倍を超す数である。その分、身体への負担は大きかった。

あまりの痛さで、痛み止めを服用し、数時間横になって休んでからでないと起き上がることができなかった。そんな中でも、固定カメラでＹｏｕＴｕｂｅ用に撮影をしていたというから、たくまし過ぎる。

術後1~2週間程度は、卵巣過剰刺激症候群により、見た目にもぽっこり膨らむほどお腹が張って、全身がむくんでいた。普段、生理痛を感じることのない前田さんの感覚で言えば、「重い生理痛のような痛みが続き、突然、気持ちが悪くなったり、冷や汗が出ることもあった」。仕事をしながらも、体調の波が読めないことがつらかったという。次の生理が来るまでの1~2週間は、痛みやつらさと戦いながら、何とか仕事をした状態だった。

「痛かったし、大変だったし、あれ(採卵)をもう一度やると思うと、体力的にも精神的にもつらいのが正直なところです」

採卵できた35個のうち、凍結保存した成熟卵は24個。採卵前、37歳になる歳の目安として、1人授かるのに12・1個の卵子凍結が必要だとクリニックから説明があった。何人子どもを持ちたいかなんて、今聞かれても分からない。だがこの先、選択肢を持てるように、できるだけたくさんの卵子を保存しておきたいと思った。自分の体力やスケジュール、保管にかかる費用負担も踏まえて、子ども2人分にあたる24個全てを保存しようと決めた。

卵子凍結にかかった費用は、約60万円。24個取れた場合の事前のシミュレーションで、約56万円の費用がかかる見込みと伝えられていたが、状況次第で変わってくるため、最終的な金額がいくらになるのかも大きな不安だった。

「当初の見込み金額から、大きく増えることがなくて、とりあえず安心しました。今のところは、この数（24個）の卵子があれば大丈夫かなと思っていますが、いざ受精、そして着床して無事に育つかという段階まで、本当に大丈夫かどうかは分かりません。手放しには安心できないのが現実ですが、何もせずにただ時が過ぎるのを見ているだけよりは、心の重さも未来の明るさも全然違って感じられています。やっと〝産むためのスタートラインに立った〟と思えました」

それから1年。状況に大きな変化はないが、これからについて前向きに考えられる日もあれば、そうじゃない日もある。この先産むのか産まないのか、誰かと出会えるのかそうじゃないのか、いろんなことが未知数だからこそ、日々気持ちが揺れる。

――卵子凍結を振り返って、思うことは？

「あの時に凍結しない選択肢はなかったし、卵子凍結を後悔することは一生ないと思います。ただ、この1年は生きるのに必死になって過ごしていたら、あっという間に時間が経っていたのが正直なところ。時間が経過する中で、改めて出会いのハードルも感じています」

――ハードルというのは？

「新たに誰かと出会って、その人を良いなと思えるまでのハードルです。例えば〝婚活というもの〟にも、初めてトライしてみたんです。婚活って、いわば家庭をともに持つことを目的とした関係づくり。こんなに不自然なものなんだなって……。なんだか〝好きか嫌いか〟ではなくなっていくんですよね。

知り合いからの紹介とか、マッチングアプリも試していますが、うーん。なかなか難しいですね。私は離婚も経験して、自分の力ではどうにもならないことがあると知っているつもりだけど、やっぱり思ったほど事態が展開していかないなと。展開がないというフラストレーションもあるし、その展開を追い求めることにもやや疲れた感じがあるかな。そういう意味では、この先誰かに出会えて、自分が子どもを持つという未来を信じる気持ちが薄れかける時もあります」

――その中で、今改めて思うことはある？

「卵子凍結後、状況としては何も進まなかったようでいて、これは私にとって必要な時間だったんだと思うようになりました。パートナーがいた時は、常に単位が2人で、相手を考えて行動してきたところがあるけれど、1人になってからは、自分がしたいように過ごして、自分の生きたいように生きられています。これからどう生きていきたいか、自分らしく生きるゆとりが持てたことで、本来の自分を取り戻せたというか。そうやって過ごせたのは、やっぱり卵子凍結をして、時間的な猶予を与えられたことから来る安心感が大きいのかなと思う。卵子凍結をする前、事実婚を解消した直後の、足元がグラグラして、焦りに満ちていた時の自分と今の自分は、大きく違います。だから私は卵子凍結に対して、〝やってよかった〟と心からポジティブなことが言えるんだと思う。

ただ一方で、卵子凍結して以降ずっと、凍結している卵子を〝使う日が来ないかもしれない〟という恐怖と戦っているのも事実。1年経って、良いと思える人との出会いもなくて、この先誰かと出会えるかも分からない。そんな中で、その恐怖ってやっぱり大きくなってくる時もあります」

誰かと出会って、その人との間に子どもを持つ未来を信じたいとの気持ちは変わらない。家族という単位を持つことを夢見ている。ただ、いつ出会いがあるか分からない中で、1人で子どもを持つ選択肢を全く考えないわけではない。あくまでオプションとしてだが、選択的シングルマザーの選択肢がよぎることもある。

――今考えられる選択肢は？

「一番は、誰かと出会って、その人との間に子どもを持つ未来を信じたい。20代の頃に比べたら、恋愛に対する希望は薄いけど、まだそういうこともあるのかもしれないなと楽観的に思っている部分もあります。

一方で、ただ出会いを待つのではなくて、自分から積極的に動いていく段階もあると思うし、恋愛を目指してというよりは、〝家族になる人〟＝子どもを持つことを目的に、志を一つにする人を探す段階もあると思う。そういう意味で、選択的シングルの前に、やれることが段階的にあるのかなとは思います」

――自分から積極的に動いていく段階や、〝家族になる人〟を探す段階は、選択的シングルより前の段階にあるということ？

「はい。キラキラしている恋愛を求めるというよりは、もう少し打算的に動くというか。時間が経てば経つほど、子どもを持つための、より現実的な選択肢を考えているところもあります。

まあ、こうやって話していても、日々思うことが変わるので、あくまで〝過程〟の話ですけどね。卵子凍結して終わりではないから、まだ続きは完結してないし、私にとっては、あくまでスタートラインに立っただけ。これからのことは、自分でも本当に未知数です」
そう語る声は、未知なるこれからへの希望が滲《にじ》む明るさを秘めていた。

前田さんにとって、卵子凍結は、今できることに取り組みたい自分に、自分がしてあげられることだった。受け身ではなく自分からできることで、「やれることはやった」と思える選択。卵子凍結をしていることで、「いざ子どもを」となった時にはすでに手遅れで、何もする術がないかもしれないという「最悪の事態」は免れられると思う。「やれることはやっていると思えるし、本当に自分ができることをやっておいてよかったなと思えるのが卵子凍結」と語る。

一方で、かつての自分のように、〝産みたいかもしれないけれど、今はよく分からない〟という女性たちを支援できなければ、少子化に歯止めはかからないと感じている。その意味で、卵子凍結の助成金にも賛成だ。

「その時点で、母親になることを選択できないのなら、それは親になる資格がないし、無責任だと見られる社会の空気があると思います。でも、先延ばしにすること、白黒つけないことは悪いことではないと思う。すぐに結論を出せないことを抱えて生きるのも人間だし、生殖機能に明確なタイムリミットがあるのも現実。だから決断を先延ばしにできる卵子凍結や受精卵凍結は、ある意味ではとても人間らしく、自然なことだと私は思うんです」

子どもを産みたいか分からなかった時期からの受精卵凍結。受精卵凍結の一連の過程を経て確信した〝親になる夢〟。そして、その夢をなかったことにしないための卵子凍結——。その過程の中で、卵子凍結や受精卵凍結といった選択肢が、「調べないと入ってこない情報」であることも実感している。

「卵子凍結や受精卵凍結って、やると決めた人のところにしか情報が届きづらい。だからそんな選択肢があると知らない人もまだいると思う。私自身は、20代よりもっと前、それこそ高校生や大学生の時から知っていたかった。それぐらい若い時期から知っているかどうかで、変わってくる部分もあるんじゃないかな」


大学時代、振り付けの授業で、恩師に「なるべく多くの選択肢を自分で見出して、それぞれ選ぶ理由と選ばない理由を考えなさい」と教えられた。選択肢は多い方が、その先に続く未来の数も多いと信じている。

「卵子凍結という選択肢が増えて、より悩む人が増えるという声も聞きますが、私は〝それしかなかった〟と誰かのせいにするより、自分の手で自分の未来を選び取る自由と、選んだことに責任を持って生きる人間でありたい。その意味で、卵子凍結は、前向きに私らしくあるためのフェムテック（女性特有の悩みを先進的な技術で解決すること）だと思っています」

## 治療と仕事、両立は綱渡り

日本産科婦人科学会は2024年8月、2022年に国内で実施された体外受精で生まれた子どもは、前年より7409人増の7万7206人で、過去最多を更新したと発表した。これは、生まれてきた子どもの10人に1人に該当する。今や、約4・4組に1組の夫婦が、不妊治療の検査や治療を受けたことがある時代だ（2021年当時）。にもかかわらず、職場での理解はまだまだ高いハードルがある。

卵子凍結や不妊治療において、女性たちから「大きなストレスだった」として聞かれる一つが、仕事との両立だ。厚生労働省の調査では、不妊治療を経験した働く女性のうち、約26％と4人に1人以上が不妊治療と仕事を両立できず、「仕事を辞めた」「不妊治療をやめた」「雇用形態をかえた」などと回答（2023年厚生労働省「不妊治療と仕事の両立に係る諸問題についての総合的調査研究事業調査」結果概要より）。不妊治療は精神的、肉体的、金銭的にも負担が大きく、女性のキャリアやライフプラン設計に対するモチベーションの低下にもつながる大きな社会課題となっている。卵子凍結のステップが、卵子を体外に取り出すところまでは体外受精の手順と同じなのは先述の通り。卵子凍結に臨む女性も、仕事と通院との両立に悩む声は多い。

そもそも、卵子凍結や不妊治療中の通院のタイミングや回数は、月経周期や卵子の生育具合などに左右されるため、自分の意思でコントロールすることが難しいのは、これまで説明してきた通りだ。連日の排卵誘発剤の投与に始まり、卵子の生育具合を確認するために、定期的に通院する必要がある。採卵のタイミングも、直前にならないと決まらない。薬や採卵による副作用で、体調が悪くなることもある。だが、卵子凍結や不妊治療＝突発的に休まざるを得ないものという認識が、広く認知されているとは言えない現状がまだまだある。

「不妊治療しているって話したら、〝不妊治療って去勢手術のこと？〟って職場のおじさんに言われたことがあります」と話すのは、不妊治療を始めて3年になる30代の女性。女性は当初、不妊治療をしていることを職場に伏せていたが、度重なる通院の関係から、「言わざるを得ない状況になった」。職場に伏せていたのは、同情されたり、好奇の目で見られたりしたくなかったのが理由だ。〝職場のおじさん〟のあまりの無知さにはあっけにとられたが、「ここまで知らない人もいるんだって、ある意味スカッとしました」。

つらかったのが、職場の人たちから「この人は何回も治療に行っているのに、なぜ子どもができないんだろう」という目を向けられることだった。「すみません、通院で休みます」という言葉も、最初のうちはすんなり受け入れられていたが、何回も続くうちに「また休むのか」「いつまで続くのか」というネガティブな空気が漂い始めた。

言わずもがな、不妊治療はいつ終わりがくるとも分からない。自分でもこれがいつまで続くのか、本当に授かることができるのかと不安に苛まれることも少なくないが、毎回「これが最後」と思って治療に臨んでいる。「分かってほしい」と思うが、このつらさは、当事者じゃないと分からないだろうなと諦めているという。

「一番つらかったのが、初めての妊娠後、8週で流産が分かってから出社した時です。6回目の体外受精でやっと妊娠できたところだったのに、赤ちゃんの心拍が止まっていて、精神的にはボロボロ、ふとした時に涙が出るぐらいの状況でした。休みたくても、度重なる通院で有給はフル消化してるし、高い治療費のためにも頑張って稼がないといけない。産休育休や育児中の人の時短勤務は優遇されて手厚いのに、なぜ流産には休暇がないのだろうと思いました。出産する人は優遇されるのに、出産を望んで不妊治療する人に対するケアは一切なしで、仕方がないと言い聞かせながらもつらかった」（前頁出の30代女性）

モデルでタレントの前田智子さんも、卵子凍結と仕事との両立に悩んだ経験を語ってくれた一人だ。

「多くの方が同じ悩みを抱えていると思います。こういう話が、もっとストレートに、当たり前に、堂々と言えるようになったらいいなと思います」

前田さんが今回の取材を受けてくれた理由も、ここにある。現状を「仕方がない」と我慢し、じっと黙っているままでは、何も変わらない。苦しんだり、葛藤した分だけ、一人ひとりが声をあげ続けることで、未来は少し変わるかもしれない。そんな社会であることを、私も信じたいと思う。

## 〝不妊大国〟の一大要因に、性教育の遅れ

日本は世界一の不妊治療大国と言われ、体外受精の実施数が世界一多い国でもある。国際生殖補助医療監視委員会によれば、生殖医療に関して日本の順位は世界60カ国・地域で、採卵1回あたりの出生率が何と最下位（２０１６年）。それも日本の生殖医療の実施件数は46万件と、60カ国中、1位だったにもかかわらずだ。なぜこれほど多くの人が体外受精に臨むのに、出生率に結びつかないのか。

その大きな要因の一つに、日本は不妊治療を開始する患者の年齢が、諸外国に比べて高

いことがある。日本では体外受精を開始する平均年齢が40歳。一方、日本に次いで体外受精件数が世界第2位の米国では34歳だ。さらに詳しく見ていくと、治療効果が期待しやすい35歳未満の治療者が、日本は米国と比べて12・2％低い。また妊娠する力が低くなる40歳以上の治療者は、11・9％高いことが示され、不妊治療を開始する年齢の遅さが出生率の低さに影響していることが指摘されている（ニッセイ基礎研究所「米国の不妊治療の現状とは？」レポート、2022年）。

日本では、不妊治療を開始する患者の年齢が、諸外国に比べて高いのはなぜなのか。それは妊娠・出産についての性教育の問題が大きく影響していると見られる。義務教育で正しい妊娠・出産の知識を学んでいないがゆえに、芸能人の高齢出産のニュースなどを見て、「40代でも余裕で出産できる」と思ってしまう人も少なくはない。「産みたいのに産めない」という状況になって初めて、自分の生殖機能の現実と向き合うことになる現実は、一刻も早く改善されてしかるべきだと思う。

50歳で卵子提供を受け、妊娠・出産した国会議員の野田聖子さんは、週刊誌「AERA」のインタビューで、こう語っている。

「私は40歳で結婚し、不妊治療を経験しました。卵子提供によって50歳で出産した時にはバッシングを受けました。後悔はありませんが、50歳で産まざるを得なかった原因は性教育です。結婚するまで生理があれば何歳でも産めると思っていましたから。たとえ国会議員であったとしても、義務教育で学んでいないことは知らないのです。妊娠のプロセスを知らないままキャリアを重ねて高齢出産や不妊で悩まないためにも、知っておいてほしい知識です」（2023年1月30日号）

こうした声は、取材した女性からも数多く聞かれた。「35歳を過ぎたら高齢出産になることとか、卵子の加齢で妊娠率が低下するとか、そういう類のことを全然知らなかった」「〝40代で出産したらいい〟って普通に思っちゃってた」などと同様の声は、卵子凍結をした他の女性や不妊治療中の女性たちからも、よく聞かれた言葉だ。「妊娠のタイムリミットについて、もっと早くに知っていたら」という後悔の声も少なくない。

今、卵子凍結を検討したり、妊活や不妊治療に向き合っている世代は、「望まない妊娠を避ける」や「性感染症にならないため」の性教育を受けて育っている。これによって、「避妊しないと妊娠してしまうから注意を」＝「妊娠は、簡単にできるもの」という誤った感覚が育ったという声も少なくない。

私自身、35歳を超えてからも、〝避妊をやめたらすぐに妊娠するだろう〟という認識がどこかにあった。いざ妊活をスタートして初めて、「妊娠ってこんなにしづらいものだと知った」という声が少なくない理由は、「望まない妊娠を避ける」や「性感染症にならないため」

の性教育しか受けてこなかった影響が大きいと言えるのではないだろうか。妊娠・出産にまつわる知識は、とても大切なことであるはずなのに、自分から調べないと得られない情報になっている現状がある。

「これだけ不妊治療を受ける人が増えているのだから、〝避妊〟だけではなく、〝不妊〟の教育も必要」「生物学的な適齢期をきちんと認識した上で、ライフプランや選択肢を考えられるようにしていくべき」と話す不妊治療クリニックの医師も多い。

日本の教育課程では、中学1年生の時に、受精や妊娠を学び、成長に伴い男女の身体がどのように成熟していくかや、ヒトの受精卵が胎内でどう成長するのかを教える。しかし教科書には、受精の前提となる性交についての記述はない。理由は、国が定める学習指導要領に「妊娠の経過は取り扱わないものとする」という一文があるためで、これが通称「はどめ規定」と呼ばれている。いわば〝妊娠の過程＝性交については取り扱わない〟とするルールのことだ。

対して諸外国はどうか。性交や避妊方法について、ドイツでは小学校高学年で、フランスやオランダ、フィンランドでは中学校で教える（『教科書にみる世界の性教育』かもがわ出版、2018年）。2009年にユネスコが公開した包括的性教育の指針「国際セクシュアリティ教育ガイダンス（2018年に改訂）」の生殖に関する項目では、5〜8歳の段階で「赤ちゃんがどこから来るのか、妊娠の基本的な仕組みについてを説明できる」ことを目標にしている。さらに9~12歳になると、「どのように妊娠するのか、どのように妊娠を避けることができるのかについて説明でき、基本的な避妊方法について確認することができる」ことが目標とされている。世界の中で、日本の性教育がいかに遅れているかが如実に表れていると言える。

日本ではなぜか「妊娠の経過は取り扱わないものとする」という教育方針によって、性交渉は今も、教育の現場ではベールに包まれている。ゆえに正しい知識をどこで得たら良いのか分からず、青年誌などの過激な性描写をスタンダードとして認識したり、「女性はみんな最初の性行為で処女膜が破れる」といった、誤った〝神話〟が、まことしやかに語り継がれたりもする。

だが本当に必要な教育は、理想のライフプランを実現するために、いつ、どのように性交渉をすることで、安心で確実な妊娠に結びつく可能性を高められるのかということではないだろうか。不妊に悩む人が増えているのは、この根本的に大切な情報を教えられてこなかったためとも言えるのではないか。

不妊治療を経て子どもを授かった女性たちからは、「子ども世代に、同じような経験をして欲しくないから、親の私が不妊や卵子の老化について話すつもり」という声が少なからず聞かれる。また、不妊治療を専門とする医師たちからも、「自分の子どもには、卵子の老化やタイムリミットについて、しっかり話すようにしている」という声が聞かれた。これは日々、不妊に悩む数多くの患者に接する中で、肌身で感じてきた実感があってのことなのだろう。前出の片桐由起子教授も、現在20代の2人の娘に対し、「子どもを産むにはふさわしい時期がある」ということを日常的に話しているという。

妊娠のプロセス、卵子の老化、不妊、タイムリミット——。本来これらは、いざ知識が必要になった時、もっと言えば事態が差し迫ってから、個人が調べないと入ってこない情報であってはならないはずだ。男女ともに、若い頃から当たり前に学ぶ基礎的な知識として、義務教育の過程で教えるべきものではないだろうか。

これは少子化対策に多額の税金を投じる前に、改善すべき点だと思う。そして望む妊娠を得るための情報は、望まない妊娠を避けるのと同じぐらい、大切にされるべきものであるはずだ。知った上で選ぶのか、知らないうちに選択肢がなくなっているかの違いは、あまりに大きい。

## 「子どもがほしいのか、分からない」問題

「今はまだ、自分が子どもがほしいのか、よく分からないんです」

卵子凍結の取材の中で、女性たちからよく聞かれた言葉だ。この先、子どもがほしいと思うかどうかは分からない。ただ子どもを願ったその時に、加齢による影響で子どもを諦めざるを得なくなるのは嫌だ。それを避けるため、将来に選択肢を残す意味で卵子を凍結する。その時点では「子どもがほしいのか分からない」というのは、偽らざる本音なのだと思う。実際、私もその気持ちがよく分かる。

「配偶者との絆がほしい」「好きな人と自分との子どもに会いたかった」「自分が生きた証」「自分や大切な人の遺伝子を残したい」「兄弟をつくってあげたい」——子どもがほしい理由として、いろいろな声を聞いたことはある。どれも分かるようで、本当の意味では分かるとは言えない気もする。誤解を恐れずに言えば、それが正直な気持ちだ。

とは言いつつも、私も将来的に子どもを産むことを考えての行動を、無意識のうちにしている自分がいることは分かっていた。例えば、家具を買う際。ダイニングテーブルは、食事も仕事も兼ねられる広いサイズにしたかったのもあるが、夫婦二人暮らしにしては随

分大きなサイズを購入した。その後買ったソファも、来客を見越してというのもあるが、3～4人座れるサイズ感のものを選んだ。この先少なくとも10年は買い換えないであろう家具や家電を選ぶ時、「もしかしたら次に買い替えるまでの間に、家族が増えるかもしれないから」と算段している自分がいたのだ。

ある時期から、時間や心に余裕がある休日など、近所の公園や町中で、小さな子どもを連れた家族を見ると、夫と「可愛いね」「子どもがいたら楽しそうだね」という話に自然となり始めた。子どもがほしいのかどうか分からなかった時期を経て、小さなことではあるが、こうした一つひとつを積み重ねるうちに、「やっぱり子どもがいたら良いんだろうな」と思うことが増えていった。

なぜ子どもがほしいのかと聞かれると、明確に「こうだから」という理由があるわけではない。もちろん、子どもがいたら、純粋に楽しいだろうなと思う。子どもという存在が、人生を、生活を、より豊かにしてくれると思う。人生に、これまでにない価値観をもたらしてくれるのだろうとも感じる。これまで味わったことがない感情との出会いもあるのだと思う。でもそれが、子どもがほしいという気持ちと、どれだけリンクするのかは、正直分からない。

取材をした不妊治療クリニックでは、「患者の中心世代は37歳前後」とする声が複数聞かれた。「〝妊娠・出産について真剣に考え始める年齢＝37歳前後〟というのが現代のリアルな実感」という医師の声もある。取材した女性たちの話を総合しても、また自分自身や周りを振り返っても、同様の傾向を感じる。37歳前後という年齢は、〝親になる準備ができたタイミング〟というよりは、〝タイムリミットが迫って、真剣に考えざるを得なくなるタイミング〟という感覚が近いのかもしれない。実際私も、出産のタイムリミットを意識せざるを得なくなって、真剣に子どもについて考えるようになった一人だ。

卵子凍結も然りで、「子どもを産むかどうかの結論を先延ばしにしたい」という理由で臨む人も少なくない。また、子どもを産むことについて「パートナーの心の準備がまだできていないから」と、男性側との意識のギャップを理由に、卵子凍結する人もいる。オーク会の船曳美也子医師は、「男性も女性も、親になるという心の準備が整うのが、昔より遅くなっているような印象がある」と話す。

親になるという心の準備。それは生殖医療の広がりとともに、より明確に必要になってきているものかもしれない。生殖医療は、〝自然な営みの中で、気づいたら妊娠していた〟というのと違い、もっと明確に、ある意味でもっと作為的に、〝子どもをつくる〟というスタンスがある。それゆえに、〝親になる〟という気持ちをしっかり固めた上でないと、時になかなか先に進めない場面も出てくるように感じる。

一方、こうした傾向について、「行動に移す前に、頭で考え過ぎていることで、産むのが遅くなっているようにも見える」と話すのが、東邦大学医療センター大森病院産婦人科の片桐教授だ。できるかできないかを考えて、「できる」と踏むまでは行動しない慎重姿勢は時に、大切な時期を逃してしまうこともあると、母親としての経験も踏まえて指摘する。

「もちろん出産後の生活をイメージするのは大切ですが、全部を完璧に準備しようとしても難しい。子育ては、事前の入念なイメージや準備より、その時々で臨機応変に対応して向き合っていく力の方がはるかに求められるものです」

片桐教授自身、2人の娘を育て上げた母親でもある。医師として働き盛りの30歳と32歳で出産。出産後は実家の父母や姑、妹家族に助けてもらったり、職場の他科や多職種の周囲が個人的に助けてくれたりと、「いろんな人の方を借りて、何とか子育てしてきた」と口にする。

「娘が2歳と0歳の時には、離島のへき地診療を担当することになって、娘2人を連れて島に渡り、仕事と子育て。次女は、島で初めての0歳児保育として受け入れていただきました。振り返れば、事前の準備や、その時々で〝できるかできないか〟で迷うのではなく、

〝やりたいか、そうまでしてやりたくないか、やりたいならどうしたらできるか〟を考えることで、大変なことも乗り越えてこられた。産むことについても、同じことが言えるのではないでしょうか」

共働きの時代にあって、日本では未だに母親のワンオペ育児率が高く、家事や育児のほとんどを担うケースもまだまだ多い。家事や育児は妻、母がメインであり、全力で取り組むべきという古い価値観も消え去ってはいないのが現実でもある。男性の育休取得が推奨され、家事・育児に参加する動きが進むなど、少しずつ状況は改善傾向にあるとはいえ、こうした状況が女性に子どもを産むことを躊躇《ためら》わせる足かせになっている側面もある。

もちろん、産む選択があれば、産まない選択もある。自由な時間、仕事、お金、体力――冷静に考えても、産まない理由は、いくらでも挙げられるとも思う。子どもを持たず、夫婦で過ごす人生を望んで選ぶ人もいるし、一生独身の生活を謳歌したい人もいる。結婚や出産や家族といったものに興味がない人も、もちろんいて当たり前。幸せの形は人それぞれで、価値観も生き方も多様化している時代だ。

その上で、「それでも産みたい」という気持ちを、親のエゴと捉える人もいれば、人間としての本能的な欲求と考える人もいる。「なぜ産みたいのか」と聞かれた時、何か明確な理由が必要なのではないかと考えている自分がいたが、妊娠・出産にまつわるいろいろな声を聞くうちに、別にそこに明確な理由がなくても良いのではないかと思うようになった。「産みたい」「ほしい」と思う気持ちが一番で、それがあれば理由を深掘りして考える必要はないのではないか。頭で考え過ぎるうちにタイミングを逃してしまうのは本末転倒だとも思う。「気づけば親になっていた」という人も決して少なくはないし、「ほしいから産む」という以上の理由はないようにも感じる。

## 選択的シングルマザーは、少子化の突破口か

取材を通じて、複数の当事者や医師が「これが社会的に認められるようになったら、出生数は大きく上がると思う」と口にしたのが、選択的シングルマザーだ。一般的に選択的シングルマザーとは、自らの意思で、結婚せずに母親になることを選ぶ女性のこと。女性の社会進出に伴う経済的な自立も背景に、結婚や夫婦という形にこだわらず、未婚で母になるという選択が、日本でも少しずつ広がり始めている。著名人の間でも、同様の動きが見られるようになって久しいものの、社会的に十分な理解が得られているとは言い難いこともあり、公表する人はまだまだ少数派である。

厚生労働省による「令和3年度全国ひとり親世帯等調査結果」によると、死別や離婚で

はない、母子世帯における未婚のシングルマザー（母子家庭）の割合は、1993年から2021年までに4・7％から10・8％と、2倍以上の増加を見せている。これら全てが選択的シングルマザーに該当するとは言えないが、推移を見る限り、自らの意思で未婚の母を選ぶ動きが広がっていることはうかがえる。

未婚の母を選ぶ理由はさまざまだが、「結婚願望はないが、子どもはほしい」あるいは「一緒に子どもを持ちたいと思えるパートナーと出会えなかったが、出産したい」「子育てにおける責任を自分一人で負いたい」などが挙げられる。実際、女性たちからは「子育てには絶対にパートナーが必要とは思わない」「一人で産んで育てる環境が整ったら、十分に選択肢になる」とする声も聞かれた。

パートナーがいても、あえて結婚・同居という形を取らず、別居しながら〝未婚の母〟として子育てする例もある。卵子凍結に関連するビジネスを手がけている、とある女性も、その一人だ。プライベートでは現在、9歳の息子と、7歳の娘の母親。パートナーとは良好な関係だが、最初から籍を入れず、別居を貫いている。理由は、別居の方が良い関係性でいられるため。結婚や籍に対しては、昔から特にこだわりがなかったという。女性は言う。

「私は一見リアリストのようで、究極のロマンチストだと思う。相手に幻滅したくないから、一緒に暮らして全てを知りたいとは全く思わない。それで今までうまくいってきたから、今のところはこのままの関係を続けようと思っています」

子どもたちは、パートナーを「パパ」と呼び、女性を「ママ」と呼ぶ。二人が籍を入れていなかろうが、はたまた同居していなかろうが、子どもたちにとっては、唯一無二のパパとママ。今のところ、それで何か支障が出ることはない。なお、子どもたちと同居しているのは女性だ。パートナーとは、会える時に会って、それ以外はこまめに電話やメッセージでやりとりしている。

「子どもたちにも、人との関わり合い方のルールはないし、多数の人がやってることが正解とは限らないと話しています。私は子ども時代から、〝こうしなければ〟という既成概念の中で過ごした期間が長かった。でも無意識のうちに〝こうしなければ〟と思っているようなことを、一つずつ取り外していくと、もっと楽になれるんじゃないかと思う。まさに今の暮らしは、子どもたちと一緒にそんなことを実験中という感じです」

ここで考えたいのは、今はまだパートナーがいないが、それでも妊娠・出産を望む女性たちのことである。無論、子どもを産むには、言わずもがな精子が必要である。誰か特定のパートナーがいない場合には、何らかの手段で精子を入手しない限り、妊娠は成立しない。ところが日本では、法的に結婚している夫婦しか、医療機関で精子提供を受けられないなどの制約があるのは、これまで説明してきた通りだ。

そのためSNSなどで個人の精子提供ボランティアを探す人もいるが、感染症や遺伝病がある可能性やトラブルが起こりうることもあり、リスクも大きい。そこで、あらかじめ各種スクリーニング検査を通過した精子ドナーが絞り込まれている海外の精子バンクという選択肢が浮上する。

世界最大の精子バンクであるクリオス・インターナショナルの日本版ウェブサイトには、左記のような記載がある。

近年、精子ドナーを利用してシングルマザーになることを選択する女性が増えています。クリオスでドナー精子をご注文いただいた女性の約50%が、シングルマザーになることを計画されています。このように自分一人で子どもを持つことを選んだ女性を〝選択的シングルマザー〟といいます。パートナーを持つことを望んでいるか否かにかかわらず、ひとり親として子どもを産み、育てる選択です。つまりこうした女性にとってシングルマザーになることは積極的な選択なのです。

こうした手段で選択的シングルマザーになることは事実上可能だが、日本では法的・倫理的な議論はまだまだ追いついていない。精子バンクなどを利用して未婚の母になることに対し、偏見を持つ人も少なくない。また、生まれてくる子どもの「出自を知る権利」への配慮をどう考えるかも大きな問題だ。

こうした課題は山積しているものの、はらメディカルクリニックの宮﨑薫院長も、「未婚で精子提供を受けられる体制が整えば、凍結した卵子を使う割合は、飛躍的に上がると思います」と話す。

宮﨑院長の目から見ても、凍結卵子を使わない理由の筆頭は、パートナー問題にある。「ともに子どもを持ちたいと思えるようなパートナーをつくることが、一番の障壁になっていると感じます」

卵子凍結に臨んだ女性たちからも、「自分一人で子どもを持つ選択ができる選択的シングルマザーが認められたら、卵子凍結よりはるかに少子化対策になると思う」という声が多く聞かれた。

前出の片桐教授も「生殖医療提供の根底が、あくまで夫婦ありきという前提を、そろそろ見直すべき時期に来ている」と口にする。

「卵子凍結は、産むことを先延ばしにする人のための技術。少子化対策を考えるなら、今すぐ産み育てようとする人への支援も大切です。選択的シングルで育てられる準備があるなら、認めていくべきでしょう。今後は子どもを持ちたいと願う人みんなが生殖医療にアクセスでき、生まれてくる子どもが幸せになれる環境をいかにつくるかを考える議論も必要になってくると思います」（同）

共通アンケート
前田智子さん
38歳
モデル・タレント

＊趣味

読書、文章を書くこと

＊好きな食べ物

マクドナルドのチキンナゲット

＊休みの日の過ごし方

ピラティス

＊一日の中で欠かせない時間

日光浴

＊好きな本

北村薫『飲めば都』

＊好きな映画

「落下の王国」

＊好きな音楽

Common Kings「Today's a New Day (feat. ¡MAYDAY!)」

＊気分転換の方法

美味しいお茶を丁寧に入れる

＊落ち込んだ時の切り替え方

好きな曲を聴いたり歌ったり

＊1カ月の中で、何にお金を使うことが多いか。簡単な理由とあわせて

外食。誰かと食べる「ごはん」には魔法の力があると思う。自分のために丁寧につくられたものを、気のおけない誰かと食べるだけで、問題が解決せずともじんわりエネルギーが湧いてくる。

＊好きな言葉、座右の銘

なんとかなる、どうにかなる、なるようになる

＊卵子凍結を考えている人に対して、一言メッセージ

明日のため、未来のために、今どうにもならないことを先延ばしにするのも、今ある条件で未来を選び取ることも、あなたの力です。卵子凍結をする、しない、どちらの選択肢を選んでもあなたが今日を思いっきり大切に生きることにつながりますように。

## Episode6

田村美咲さん（仮名・45歳・食品メーカー）

# 気づけば、産まない理由を探してたんです。

都内にある食品メーカーで、部長を務める田村美咲さん（仮名・45歳・神奈川県出身）。38歳で卵子凍結したが、昨年、保管していた卵子を廃棄する決断をした。複雑な思いだったが、同時に「これでやっと産むかどうかという長い迷いから解放されて、次に進むことができる」と安堵も広がったという。

卵子凍結のきっかけは、不妊治療を経験した友人の勧めで受けた「ＡＭＨ検査」だった。ＡＭＨ検査とは先述の通り、年齢とともに減っていく卵子が、卵巣内にどれぐらい残っているかを推測するホルモンの血液検査のこと。もともと生理痛もほとんどなく、過去に婦人科系のトラブルがあったこともない。風邪も滅多に引かないし、趣味で長年ランニングを続けていることもあり、体力や健康には自信があった。そんな経緯もあって、30代後半になっても漠然と、「私は40代でも出産できる」と思っていた。

ところが38歳で受けたＡＭＨ検査の結果を見て、愕然とした。卵巣にどれくらい卵子の残り数があるかは人それぞれ。年齢相当の卵子が残っている人もいれば、年齢平均より残り数が少ない人もいる。田村さんの結果は、同世代の標準値と比べてかなり低く、医師から「閉経間近の数値」だと説明されたのだ。

医師は、この先子どもを持ちたい思いがゼロではないのなら、卵子凍結も一つの選択肢だと口にした。特定のパートナーはいなかったが、いつか子どもはほしいと思った。日々の生活に追われる中、どこかで先延ばしにしてきた問題が、突然目の前に立ちはだかったような気がした。

「〝いつかは子どもを〟と思ってはいたけれど、パートナーもいないし、具体的に考えたことはなかったんです。それが急に、そもそも産める可能性がかなり低くなっていると告げられて、めちゃくちゃショックでした。まだスタートラインにも立ってないうちに、〝あなたにはその資格がありません〟と、シャッターが閉じられそうな感覚というか……」

いつも何かを選ぶ時には、後悔が残らないと思える方を選択してきた。未来がどうなるかは分からないが、未来の自分がどう思うかは、何となく想像できそうに思う。「閉経間近の数値」と聞いて、何もしないか、その時点でできることをやっておくか、二択で考えた時、自ずと答えは出た。

「自分一人ですぐにできることって卵子凍結ぐらいしかないんですよね。パートナーを探すのも、もちろん並行してやらないといけないけど、候補もいない中で、あまりに先が読めない。その点、卵子凍結なら、自分が決断さえすれば、すぐに動ける。費用も高いし、手術も怖いしで、躊躇《ちゆうちよ》する気持ちもあったけど、後から振り返った時に〝あの時やっておけば良かった〟となるのが一番嫌だった。最終的にはそれが理由で決めました」

ＡＭＨ検査を受けたのは、転職を２カ月後に控えた時期。ちょうど有給休暇消化中で、まとまって休みが取れるまたとない機会だった。転職すれば、また忙しい日々が始まる。善は急げと採卵手術に踏み切り、８個の卵子を保存した。

「やってよかったと思ったけど、もう一度あれをやれと言われたら無理かもしれません……」

そう話すのは、採卵手術の際に激痛が走った、つらくて苦い思い出があるからだ。田村さんが採卵したクリニックは、局所麻酔での採卵が基本で、田村さんもその方針に則《のつと》った。採卵手術は短時間で済むとは言え、それまで一度も手術した経験がなかったこともあり、採卵は大きな不安だった。意識がある状態で、膣内から卵巣に向かって針を刺すなんて、考えただけでも恐ろしい。できれば意識がない状態で採卵してほしいと思ったが、クリニックでは局所麻酔しか行っていないという。「他に選択肢はないですか？」と念のため確認したが、ないと言われ、「そういうものなのか」と思った。

局所麻酔で痛みはないのか、医師に聞くと、歯医者での虫歯の治療時に使う麻酔と同様、「部分的に感覚が麻痺する感じなので、意識はあるが、痛みは少ない」という。「採卵後は普通にお仕事に戻る方も多いぐらいなので、そんなに心配いらないですよ」「痛みは不安感でも増幅するので、できるだけリラックスして臨んでください」と言われ、何とか自分を納得させた。もともと痛みには弱い方で、手術前日は緊張と不安で眠れなかった。

そして迎えた採卵で、激痛が走った。採卵針で卵巣がブスッと刺される感覚も、卵胞液を吸い上げられる感覚も、麻痺しているとは思えないほど感じたのだ。あまりの痛さと怖さで、悲鳴をあげて起き上がろうとするところを、看護師が「もうちょっとだけ我慢して」と、上から身体を押さえつける。「ダメだ、痛すぎる」と戦った数分間が途方もなく長く感じた。「さすがにもう無理だ」「中止してもらおう」と思った瞬間、「はい、終わりですよ～」と言われ、全身の力が抜けた。冷や汗で手術着がびっしょり濡れていた。術後の痛みも強く、ぐったりして、2時間ほどは起き上がることができなかったという。

「麻酔が効きにくい体質だったのかもしれませんが、痛くて痛くて、拷問のようでした。それでも、あの痛みに耐えられたということで、自分自身を誇りに思いました」

採卵翌週、自分へのご褒美に、ティファニーの路面店に行き、ダイヤのついたネックレスを買った。何年か、〝ほしいものリスト〟の中に入っていた約40万円のネックレス。あれだけ頑張ったんだから、「買っていい」と自分の背中を押せたという。

「ネックレスは、頑張った自分、偉い！という勲章。痛かったけど、1週間も経てば忘れるものですね。やれることはやったという大きな爽快感がありました」

現在のパートナーと出会ったのは、それから半年後のことだった。友人らの集まりで出会ったのが最初で、「落ち着いていて話しやすい人だな」というのが第一印象だった。相手は6歳年上の男性で、前妻との間に子どもが1人いる。仕事熱心で、グルメで、サーフィンが好きな人。彼と一緒に過ごす時間は楽しく、自然と「この先の人生を一緒に過ごしていきたい」と思えた。1年ほど交際し、同棲するようになった。

田村さんに部長職の打診があったのは、ちょうど同棲が始まるぐらいの時期のことだった。20代から仕事中心の生活を送ってきて、必死に努力もしてきた。同僚が結婚や出産を機に会社を辞めたり、仕事をペースダウンして家庭と両立する姿を横目に、常に第一線に立ってここまで踏ん張ってきた。昇進はこれから先のキャリアにおいても、きっとプラスに働く。パートナーも昇進を喜んでくれた。

凍結している卵子のことがふと頭をよぎるも、「仕事は私にとってすごく大事なものになっていたし、断る選択肢は思い浮かばなかった」。二つ返事で承諾し、部長職についたのが、41歳のことだった。

責任あるポジションを任され、日々の仕事はやりがいがあって充実していた。それまでにも増して、仕事中心の生活が始まった。

とはいえ、子どもを産むなら、悠長なことを言っていられないタイミングが迫っていることは自覚していた。頭の片隅に、「そろそろ本気で考えないとまずい」との思いが常にあったという。その思いが強くなったのが、長年の不妊治療を続けた末に、授かることを諦めた同い年の友人の言葉だ。

「できることは全部やった。その上で（子どもが）できなかったんだから、仕方がないし、私たちには縁がなかったかなと思える。悔いはない」

友人は35歳から6年にわたる不妊治療を経て、二度の流産を経験。「これが最後のチャレンジ」と臨んだ5回目の顕微受精が失敗に終わったのを境に、夫婦二人で生きていく人生を決めたばかりだった。通常の体外受精では、シャーレに卵子を置き、その周りに精子を泳がせて受精させるが、顕微授精では、培養士が形態・運動性の良好な精子を選択し、針を使って精子を卵子の細胞質内に直接注入して受精させる。男性不妊や受精障害など、通常の体外受精を実施しても受精が成立しないと判断される場合に採用されることが多い。

それもあって友人は「顕微授精は、不妊治療の最後の砦」として回数を決めて臨んだのだった。

41歳というのは、人によっては不妊治療を諦める年齢でもあるのか——という思いが広がった。ふと、自分を振り返ると、卵子凍結はしたが、その先の「産むかどうか」までは真剣に考えられておらず、パートナーはできたが、事態は進んでいない。友人のように「できることは全部やった」とは言えないなと思った。

ちょうどその頃、パートナーとの間に「結婚しようか」という話が出ていた。その流れで、「実は私、卵子凍結してるんだよね」と打ち明けた。いつか子どもを産みたいという思いで卵子を保管していること、保管期限が45歳までであること……。「もうかなりギリギリの年齢なんだけどね」と付け加えながら。

それまでパートナーは、新たに子どもを持つことは考えていなかったようだった。だが、田村さんの話を静かに聞いた後、「チャレンジしてみても良いんじゃないか」「僕との子どもについて考えてくれてありがとう」と言ってくれた。

それは、待ちに待ったタイミングのはずだった。パートナーができ、やっと妊活に本腰を入れて取り組める。だがこの時、自分でも意外な思いがじわじわと広がった。

「これから子どもを持つ……果たして、私は本気なのか」

この時、42歳。授かれるかという不安よりも先に「本当にほしいのかどうか」という疑問が広がった。42歳というのは、不妊治療が保険適用となる年齢の上限で、2022年の統計によれば、体外受精に臨んだ患者のうち42歳が最も多かったという結果も見られている。今の時代、42歳を超えての出産は決して珍しくはない。田村さんも42歳という年齢が、子どもを産むには遅すぎると考えたわけではない。「私は本当に今、子どもがほしいのか？」という迷いがあることに気づいたのだ。

何事も決断は早い方だが、これればかりはどうしても、すぐには決められず、3カ月間、仕事の傍らで、悩みに悩んだ。パートナーからは、田村さんが決めたことを尊重すると言われていた。そもそも今の年齢で妊娠できるか分からないんだから、まずは凍結卵子を使ってチャレンジしてみて、もし妊娠できたらそれから考えるのでも良いかとも思った。だが行動に移す前に、「これから産みたいのかどうか」という気持ちをしっかり固めておきたかった。それは人生で一番、答えの見えない葛藤に包まれた期間だったという。

――どんな葛藤だった？

「それまで私は、子どもがほしいはずだ、いた方がいいはずだって思ってきたんだけど、〝いざ子どもを〟となると立ち止まってしまう自分がいた。それに自分が一番驚いた感じ。〝え？私、ほしかったんじゃないの？〟って。子どもを産むことに紐づいて、仕事との兼ね合いとか、どうしても頭でいろいろと算段してしまう。直感で〝産みたい！〟とは思えないことに戸惑ったんです」

——直感で産みたいと思えない要因は、仕事？

「はい。仕事が大きいと思います。それと年齢的な気持ちの変化かな。私は仕事が好きだし、仕事をしている自分も好き。一度もペースダウンしたり休んだりすることなく、長年、仕事を続けてきてるから、仕事をする自分がアイデンティティになってる。まだまだやりたいっていう気持ちも強い。そんな中で、今から子どもを持つことに躊躇してしまってる自分がいた。気づけば、産まない理由を探してたんです」

——産まない理由として、どんなことが思い浮かんだ？

「うーん、責任ある立場になった今、このタイミングで子どもを産むというのはどうなのかという葛藤と、それまで積み上げてきたものがどうなるか分からないという不安かな。こう言うと語弊があるかもしれないけど、やっぱりこれまで出産を機に、仕事を戦線離脱してきた女性たちの顔が思い浮かんだのが大きいかな……。私が入社したての頃、仕事をバリバリこなす憧れの女性だった先輩も、出産して数年したら辞めることを選んだ。〝私は絶対仕事を辞めない〟って言ってた人だったけど、〝産んだらお母さんの思考になっちゃうんだよ〟って話してたのが忘れられない。もちろん子どもを持つ幸せは、仕事では絶対に得られないものだと思うし、どちらが良い悪いという話じゃない。ただ少なくとも、直感的に〝産みたい！〟って思えないなら、違うんじゃないかなって……」

ある朝、目覚めてリビングに行き、コーヒーを飲みながら新聞を読んでいるパートナーを目にした時、素直に思った。私はこれ以上、何を望むのだろう。今が十分に幸せじゃないかと。

「やっぱり子どもは産まないでいい」

悩んだ結果、パートナーと二人で一緒に過ごすので十分という結論に至った。その後、凍結していた卵子を廃棄する手続きをした。

廃棄の手続きをする際、胸が痛まなかったと言ったら嘘になる。だが、「子どもを産むかどうか」という問いを、ようやく手放せる時が来たという解放感も大きかった。その問いは、卵子凍結をした38歳からの4年間だけ抱えてきたものではない。「私もいつかは母親になるのかな」という問いは、高校生ぐらいの頃から漠然と抱えてきた気持ちであるし、それは周りで出産する人がちらほら出始めた20代半ばを過ぎた頃から、色濃いものとなった実感がある。計算すれば、その問いを抱えてきた期間は、実に20年近いことになる。

「人生の半分近く、この問いを抱えてきたってことになりますね。どうりで解放感が大きいはずだわ」

田村さんは爽やかな笑みでこう話す。

私も、その解放感を想像してみて思った。それは確かに、かなり大きな解放感だろうなぁと。私も含め、「いつか自分も母親になる日が来るのかな」という問いは、物心ついた頃から、多くの女性が無意識のうちに抱えていると言えるかもしれない。「大きくなったら何になりたい？」と聞かれ、何のためらいもなく無邪気に「お母さん！」と答えられた幼少期を経て、成長するにつれ、いろんな生き方や選択肢があることを知る。その過程の中で、母親になる日が遠くなる人もいれば、近くなる人もいる。もちろん、母親になることを選ばない人もいるし、そもそもその問いを抱いたことがない人もいるだろう。ただ、「母親になりたい」とは思わなくても、自分の意思とは関係のないところで、「母親になる日が来るのかな」「母親になった方がいいのかな」といった問いを抱えている女性は多いのではないかと思う。一点の曇りもないような眼差しで、解放感たっぷりの表情で話す田村さんを見て、改めてこの問いの重たさを実感した。

「卵子を凍結した時も、廃棄した時も、素直に自分の心に向き合った結果の選択だから、悔いはありません。もし30代で今のパートナーと出会っていたら、産みたいという気持ちが強かったかもしれない。子どもを持ちたいかどうかは、その時々のタイミングで選択が変わってくることを実感しました。今の私には〝これから産んで、育てていく〟ということが、どうしても考えにくかった。でもやっぱり、もし来世があったら、その時は産んでみたいかな」

こう語れるまでに、どれほどの眠れぬ夜があったのだろう。「来世があったら産んでみたい」という言葉を聞いた時、ぎゅっと胸が締め付けられた。いろんなことを考えに考えた末に至った本心なのだと思う。

悩みに悩んだ期間を経ての廃棄の決断。それを側で見ていたパートナーの目には、田村さんの決断はどう映ったのだろう——。どうしてもそれを聞いてみたくて、田村さん経由で、パートナーへの取材を申し込んだ。

小島徹さん（仮名・49歳）。田村さんより4歳年上の自営業の男性、田村さんのパートナーだ。取材を申し込むと、「僕にお話しできることなら」と引き受けてくれた。

「彼女は、僕がこれまで出会ってきた中でも、かなりタフな人。一見、隙がない感じなんだけど、中身はすごい温かくて、結構涙もろかったりするんですよね」

田村さんについて話す時、自然と笑みが浮かぶ。二人の仲睦まじい関係性が伝わってきた。

二人の交際が始まったのは、田村さんが40歳の時のこと。結婚歴がないと知り、「もしかしたら今後、子どもを望んでいるかもしれない」と思ったが、自分から聞くのは控えようと考えていた。年齢的にもセンシティブな話だと思ったし、前妻との間に子どもがいる自分から水を向けるのは、ためらわれる話でもあった。

だから田村さんから「実は私、卵子凍結してるんだよね」という話があった時、「そんな技術があるのか」という驚きもあったが、どこかで納得感もあったという。

「卵子凍結が将来産める可能性を残すための技術と聞いて、なるほどと思いました。38歳の彼女が、当時一人で考えて、やろうと腹をくくって凍結していたのはすごいなと思うし、純粋に尊敬しました。そこまでして産む可能性を残したいと思ったのなら、その願いを叶《かな》えてあげたい。素直にそう思いました」

〝そこまでして〟という部分は、受け取り方や解釈が、人によって分かれてくるかもしれない。実際、小島さんが「そこまでしたなんて、すごいね」と咄嗟《とっさ》に言った時、田村さんの表情は一瞬曇り、こう呟いたという。

「そこまでしてっていうか……、30代後半以降になって、女が将来に産む可能性を残すために一人でできることって、卵子凍結ぐらいしかないいんだよね。だからそこまでしてっていうんじゃなくて、〝それしかなかった〟って感じだよ」

ああ、そうなのかと思った。同時にその時に、自分ができることを判断してやろうとするのは、彼女らしいとも感じた。

「将来産むことについて、女性が一人で考えて行動することの意味について、僕は何にも分かってなかったなと。僕にできることは限られているけど、何でも協力したいって思いました」

小島さんの反応を受け、とても嬉しそうだった田村さんだったが、その後、「本当に子どもがほしいのだろうか」という葛藤に苛《さいな》まれる。小島さんは、最終的な決断は、田村さんに委ねようと思っていた。決して突き放すわけではない。だが、最終的な決断はやはり、田村さんがすることだと思った。それは田村さん発で始まった話であるし、彼女が抱える葛藤について、自分がとやかく言うのは違うと感じたからだ。だから「美咲が決めたことを心から受け入れる」とだけ伝えたという。

「もしかすると語弊があるかもしれませんが、彼女が葛藤するのを見て、正直な人だなと思いました。前妻との間の子は、気づいたら妊娠していたという感じで、子どもを持つことについて、あまり深く考えないまま産まれたのが正直なところです。でも今回は、凍結していた卵子を使って、不妊治療で妊娠を試みるという、意図的に段取って子どもをつくるスタイルというか。それって、いつのまにか妊娠していたというのと違って、子どもを持つことについて、より深く考えざるを得ないと思うんです」

ゆえに田村さんが葛藤するのも当たり前だと思った。悩んだ結果、最終的に「子どもはいなくていい」という結論に至った時も、考え抜いた結果ということが分かっていたから、「すんなり受け入れられた」という。

「彼女なりに、ずっと抱えてきた重たい課題だったと思うから、答えを出せて良かったと思いました。(卵子を)廃棄してから、すっきりした表情になったように見えるし。僕は、僕たち二人の子どもがいなくても、幸せに生きていけるって思います。少なくとも、何かが足りないと思うことはない。二人で生きていくからこそ得られる自由だってある。最近は、〝老後は海外に住むのもいいね〜〟なんて話したりしてますよ」

卵子凍結したからと言って、凍結卵子を使わないといけないわけではもちろんない。その時々で考えが変わったって良いし、自分が望む生き方を考えた上で、前向きに廃棄の決断をする人もいる。

凍結卵子の廃棄という選択が、解放感と自由をもたらす側面もあるのだ。

## 不妊治療にネガティブな社会の空気

「卵子凍結したっていうと、老若男女問わず、本当にリアクションが大きくて。その反応を見て、ことの大きさに気がついた感じ。そんなにみんなが食いつく話題なんだと思いました」

3年前に卵子凍結をした、ある30代女性はこう話す。卵子凍結したあと、周囲にその経験を話すと、男女や年齢を問わず、高い関心を持って聞いてくれる人が予想以上に多いという。自分では卵子凍結を、そこまで大きな決断と捉えていなかったため、周囲の反応を見ると「そんなに大層なことなのか？」と疑問に思ってしまう自分もいる。裏を返せば、それだけオープンに話す人が少ない話題とも言えるかもしれない。女性は、「出産に対する厳しい目線や、〝産みたい〟とは気軽に言えない空気感を、社会に感じる」とも話した。

産みたいとは気軽に言えない空気。この言葉を聞いて、卵子凍結や不妊治療の取材を通じて出会った、何人もの女性が思い浮かんだ。不妊治療について悩んでいても、人に相談しづらかったり、産みたいのに産めないことを恥のように思ってしまっている人というのは、想像以上に多いのではないかと思う。

「不妊治療をして子どもが産まれたってことは、できるだけ人に知られたくない」というのは、不妊治療を経て出産した何人かの女性から聞かれた言葉だ。自然妊娠した人に劣等感を抱いたり、なぜ自分は妊娠に治療が必要なのかと自己嫌悪に陥ったり。「治療をしないと妊娠できない＝自分が生物として、致命的な欠陥があるのと同じような気がする」と話した人もいた。

不妊治療をして子どもを産んだことを伏せたい理由として、「生まれてきた子どもに対して、何かマイナスな影響が出るのが怖いから」という理由も聞かれた。つまり、自分の子どもが他人から〝不妊治療をして産まれた子〟として見られることで、子どもに何か不利益が出ないかを危惧しているという。

「例えば、子どもに発達障害があったとして、その子が不妊治療をして生まれたと知られたら、どこかで〝ああ、やっぱり治療の影響が出るのか〟って思う人っていると思う」と話した30代前半の女性もいた。

「自然には妊娠に至らなかった卵子と精子を、人の手を介して妊娠させる。それによって、例えば障害とか、子どもに何らか影響が出る確率が上がったとしても、おかしくないかもしれないと思ってしまう」

こう話すのは、夫婦ともに不妊治療にはどこか抵抗があるという30代後半の女性。「あくまで感覚的なもの」と強調した上で、治療に抵抗感を持つ理由を明かしてくれた。

口には出さないが、漠然とこうした感覚を持っている人は、実は少なくないのではないかと思う。それは当事者も然りで、例えば長年不妊治療を続けた末に出産した40代の女性の話。女性は子どもの発育で気になる場面があるたびに、「〝不自然なことをいろいろやった〟不妊治療が原因なのでは」という類の不安感が広がる。

それでも「やっと授かったのだから」と周囲に言われると、弱音を吐けない。「治療中には思いもしない感情だった」と口にする背景には、「不妊治療による子どもへの影響は、本当にないと言い切れるのだろうか」という不安が見え隠れする。不妊治療が広がる一方で、〝子どもは本来、自然に授かるべきもの〟という感覚も、未だ根強いものがあると感じる。

実際、自然妊娠と体外受精とでは、子どもの発達に差が出るのではないかという声がある。だがこれまで研究されてきた報告の中で、体外受精を含む生殖医療そのものによって、生まれた子どもの異常が明らかに多くなるという証明はない。生殖医療による出生児は、全世界で800万人を超えたとも言われる。1978年に、世界初の体外受精の成功例で生まれたイギリスの女性を含め、初期の体外受精による出生児が多数成人し、その後体外受精を必要とせず、妊娠・出産していることも報告されている。

また1978年、世界初の体外受精の成功に大きく貢献した英国のロバート・エドワーズ博士が、2010年、ノーベル医学生理学賞を受賞した際には、ノーベル賞委員会が「体外受精により生まれた子どもたちのフォローアップ研究で、自然妊娠により生まれた子どもたちと同様に健康であることが明らかになり、技術の安全性が確立した」と話している。

その後の推移を見ても、体外受精における染色体異常児の頻度は2~3%で、自然妊娠での頻度と差はないとされている。また先天異常の種類も、自然妊娠から発生するものと同様で、体外受精や胚《はい》移植に特徴的なものはない。生まれてすぐ判明する先天異常は、自然妊娠と同率との報告が大半だが、長期的な予後には、まだ不明な点もあり、現在も慎重に調査されている段階だ。

不妊治療の浸透に伴い、治療についての理解も少しずつ広がってきてはいる。それでも「産みたいとは気軽に言えない社会の空気」は未だに存在するのが現実だ。不妊治療を経て出産した事実を、伏せたい人が少なくないのと同じように。こうした出産をめぐるどこか重苦しい空気も、少子化の一翼を担っているかもしれないと思うのは、私だけだろうか。

# できれば「自然に」授かりたいが……

「朝ドラのヒロインって、みんな結婚したら、すぐに妊娠するよね」という話を友人としたことがある。ヒロインが結婚すると、ほどなく妊娠が分かり、トントン拍子に赤ちゃんが産まれて母になるというおきまりの展開。大抵、吐き気を催すなどのつわりを機に「もしかして？」と妊娠に気づくパターンだが、こんな風に妊娠を知る人は今、どのぐらいいるのだろうと思う。予想外の妊娠というわけではないが、タイミング法など、いわゆる妊活として取り組んだわけではない（であろう）、あくまで自然な営みの中での妊娠だ。

妊活という言葉が広がり、不妊治療も浸透している現在。晩婚化に伴い、子どもを持とうとするタイミングが後ろ倒しになり、タイムリミットを意識せざるを得ない中で、「子どもをつくろう」と計画的にならざるを得ない傾向も加速しているように思える。ある不妊治療医が明かす。

「都会では特に、今までずっと仕事をしてきて子どものことなど考える時間も余裕もなかったという女性は多い。そして、そろそろ、と思った時に、なかなか妊娠しないという現実に突き当たる。改めて病院にやってこられて、年齢のことをお伝えすると、きょとんとする人は多いです」

私自身、「あれ？　なかなか妊娠しないかも」と思い始めた37歳ぐらいの頃から、先の朝ドラのヒロインのような展開について、羨ましさに似た感情を感じるようになった。それと同様に、妊娠が分かってから結婚する〝おめでた婚〟や〝授かり婚〟に対しても、若い頃の印象とは少し変わってきて、「生物としては、とても自然だよな」と思うようになった。計画して子どもを授かろうと動くのではなく、あくまで自然の営みの延長線上で、子どもを授かる。それはやはりある程度、時間的な余裕があってこそできる、ある種の〝贅沢〟とも39歳の私の目には映る。自分がこんな風に思うようになるなんて、20代の頃は考えてもみなかった。

できれば〝自然に〟授かりたいけれど——。不妊治療をめぐって何人もの女性から聞かれた言葉である。これは私自身も、とても共感できる感覚だ。〝赤ちゃんがお腹にやってきてくれる〟という運命思考的な考えは、古来から続く〝赤ちゃん＝授かりもの〟というイメージともつながる、世代を超えた本能的な感覚かもしれない。

不妊治療だって、最初から「治療をして授かりたい」と思う人など、そういない。今の時代、20代という若さで能動的に治療に臨み、最短ルートで授かろうとする動きも見られるようだが、基本的には「なかなか妊娠しない」という状況があって初めて、生殖医療に目を向けるという順序が一般的であるはずだ。

一方で、「今の年齢から、子どもを自然に授かりたいとは、1ミリも思っていません」ときっぱり話す人もいる。エピソード5で登場した、モデルでタレントの前田智子さん(38歳)だ。前田さん自身、妊娠・出産について情報収集する中で、「自然妊娠ではないことをマイナスと捉える人がいることに驚いた」と話す。

「私ももっと若ければ、自然妊娠を試そうとしたかもしれません。でも、すでに私は38歳で、卵子の老化によって、子どもへのリスクが上がることを知っている。それを分かった上での自然妊娠で、何か子どもに影響が出た時に、私は自分を許せない。つまり今の年齢からだと、自然妊娠の方がリスクが高いと思うんです。1日ごとに卵子の質が落ちるのは確実だから、今から自然妊娠を試すというリスクは冒せない。だから私は、絶対に凍結している卵子から使いたいです」

この言葉には「なるほど」と思った。言わずもがな、自然妊娠=その時点での自分の卵子を使うのと同義だ。卵子の加齢によるリスクと、不妊治療によるリスクとを天秤にかけた時、前者の方が圧倒的に高いというのが、前田さんが「今からの自然妊娠は、1ミリも考えない」とする最大の理由である。それは現在、明らかになっている妊娠や出産のリスクの情報について、冷静に分析した上での判断だ。確かに卵子老化による子どもへの影響はあるが、不妊治療そのものによる影響は「ない」とされているのが現在である。

なるべく自然妊娠をと考えるか、希望する女性には生殖医療を提供していくべきと考えるかは、実は医師の間でも考えが大きく分かれるところだ。実際、それが患者を混乱させる一つの要因にもなっている。長年にわたり産婦人科医として働くある医師は、「一口に産婦人科医といっても、今は価値観が多様になりすぎていて、同じ尺度で議論するのが難しいところがある」と打ち明ける。

実際、不妊に悩むある37歳女性から聞いた話。昔から続く産婦人科に行ったところ、「基礎体温をつけて排卵日近辺に性交渉すれば、遠からず妊娠するでしょう」とおじいちゃん医師から言われ、当面はタイミング法に励むよう指導された。

その数日後、不妊治療を専門に行うクリニックに行ったところ、50代ぐらいに見える医師から「年齢を考えると、すぐにでも体外受精を始めて良いタイミング」と言われたそうだ。「本当に子どもがほしいと思うなら、（タイミング法で）自然妊娠を試している余裕はあまりない」とも。両者で異なる意見について、それぞれの医師に話すと、「相容れぬ」という感じで、互いに渋い顔をしていたそうだ。

最終的に、何を選ぶかは患者自身が判断すべきことだ。だが、医師によって考えやスタンスが大きく変わるのも、また事実である。

一方で、「不妊治療のような医療技術が存在しなかったら、こんなに悩むこともなかったのに」という声も、何人かから聞かれた。医療の進歩で、妊娠・出産が自然の摂理だけで完結するものではなくなっていることで、新たな悩みが増えたとする声だ。私自身も、この思いには大いに共感するところがある。自然に授からないなら、諦めるしかなかった時代と違い、治療によって授かる命が増えている時代。それを踏まえると、「治療があることで悩む」という声よりは、「治療によって救われた」という声の方が多いはずだ。

だが一方で、「不妊治療というものがあると知ってしまったら、やらないという選択をする方が難しい」とする声もある。その意味で、「新たな悩みが増える」と言える面もある。

妊娠中に、胎児の発育や異常の有無を調べる出生前診断についても、同じことが言える。「妊娠中に子どもに異常があるかどうかが分かる検査があると知れば、やるにしても、やらないにしても〝これで良かったのか〟と悩んでしまう」という声も多い。

これは卵子凍結も同様だ。こういう医療技術があると知って、やるべきか、見送るべきか、悩む女性も多いと思う。身体的にも費用的にも、時間的にも負担がかかるし、やったとして、それがどれだけ保険として機能するかは分からない。さりとて、やらないと、もしかすると将来、後悔することになるかもしれない。

30代半ばの私の妹は、卵子凍結は「〝一時停止〟させるもの、というイメージ」と言った。つまり、その時点での卵子を凍結保存すること＝それ以上の老化を防ぐものであり、その意味で「一時停止」というイメージが強いらしい。確かにそれは言葉の通りで、一時停止することを選択するかしないか、そこに個々の価値観や考え方があらわれる。

今すぐ産むというのではないが、将来的には産みたいかもしれない女性にとって、卵子凍結はいずれの決断も、それなりに時間を要するのではないだろうか。実際、その意思決定の困難さゆえに、患者の相談体制が手厚い医療機関もある。ある30代半ばの女性は、「将来に産む選択肢を残す手段があると知ってしまったがゆえの悩みもある。そもそも知らなかったら、それで諦めがついたかもしれないのに」とこぼす。

生殖補助医療監視国際委員会（ＩＣＭＡＲＴ）のメンバーとして、生殖医療に関連する国際統計の活動に従事した経験を持つ、石原理教授は言う。

「卵子凍結や不妊治療などの生殖補助医療を、選ぶか選ばないかは個人の自由。ですが選択肢の一つとして存在することは、誰もが知る情報であるべきだと思います。知った上で選ぶ、あるいは選ばないのと、知らずに選べなかったのでは大きく違うと思うのです」

自分なりの尺度で判断し、選択するには、正確な知識が必要だ。今の性教育で得られる知識では、圧倒的に足りないと思う所以《ゆえん》は、こうした場面でも強く感じる。

共通アンケート
田村美咲さん
45歳
食品メーカー

＊趣味

ランニング、旅行

＊好きな食べ物

お寿司

＊休みの日の過ごし方

午前中にランニングして、近所のカフェでモーニング。午後は出かけたりゆっくりしたり、その日の気分で。

＊一日の中で欠かせない時間

寝る前のストレッチ、リンパマッサージの時間

＊好きな本

斉須政雄『調理場という戦場』

＊好きな映画

「サウンド・オブ・ミュージック」

＊好きな音楽

マリア・カラスの曲

＊気分転換の方法

ランニング、落語を聞く

＊落ち込んだ時の切り替え方

寝る

＊1カ月の中で、何にお金を使うことが多いか。簡単な理由とあわせて

飲食。外食も多いし、疲れて帰った夜はウーバーイーツを頼むことも結構あるので。

＊好きな言葉、座右の銘

人生は一度きり

＊卵子凍結を考えている人に対して、一言メッセージ

やるも正解、やらぬも正解。私は保険的にやっておくというのもありだと思う。

## Episode7

佐々木久美さん（仮名・46歳・広告制作会社）

# 「私、保管している卵子のために出会いを求めてる」と気づいたんです。

「凍結卵子を廃棄した日、思いっきり泣きました」

都内の広告制作会社に勤める佐々木久美さん（仮名・46歳・兵庫県出身）。40歳の時、卵子凍結をし、凍結卵子を使わないままに廃棄した。クリニックの保管期限によって、致し方なく決断せざるを得なかった廃棄だった。

29歳から35歳までの6年間、真剣に交際していた男性がいた。佐々木さんから猛アタックして交際に発展した相手だ。半同棲の期間も長く、年齢的にも「この人と結婚するのだろう」と思っていた。ところがある日、相手から突然「別れてほしい」と告げられる。佐々木さんは、こう述懐する。

「すごく好きで付き合った人でした。私はすぐにでも結婚したい感じだったけど、彼は結構マイペースなタイプで、〝結婚はいつでもできるから、若い今は、もう少しお互いの時間も持とう〟って。30歳を過ぎた頃から、私の〝結婚したい圧〟が強まって、プレッシャーになってしまった部分もあるかも。〝この先の人生を一緒に過ごすイメージが湧かなくなった〟って言われました」

失恋の痛手は大きかった。涙が枯れるほど泣いた夜は数知れず。一人になると自然に涙が溢れ、食事も喉を通らない。別れてからしばらくは、げっそりと痩せていた。「あのときは、廃人のような数カ月を過ごしてました」と遠い目で語る。

折しも、周囲は出産ラッシュ。自分も近いうちに結婚して子どもを、と考えていたため、この時期ばかりは親しい友人であっても、妊娠や出産報告を聞くのがつら過ぎた。この頃から疎遠になった友人が何人かいる。「6年付き合った相手と、35歳で破局なんて」と同情されたくなくて、別れたことも、周囲になかなか言い出せずにいた。

やっと次の出会いについて考えられるようになったのが、別れから2年ほど経った37歳の頃。「もうあんな思いはしたくない」と思うと、恋愛に対して臆病になっている自分がいた。仕事が忙しいのもあって、新たな出会いの場もなかなかない。仕事は好きで充実していたが、このまま過ごしていたら、あっという間に時間が経ってしまう。「こんなんじゃダメだ」「もっと出会う努力をせねば」と自分を奮い立たせ、結婚相談所に登録したのが、39歳のことだった。「さすがにそろそろ急がないと、子どもが産めなくなる」という思いもあった。

年齢のハードルは感じた。同い年ぐらいの男性を希望するも、なかなかマッチングが成立しない。数人と会ってはみたが、交際に発展するイメージが湧く人はなかなかいない。結婚のハードルを身を以《もっ》て経験していたので、出産まではまだまだ長い道のりになる可能性があると思った。卵子凍結を考え始めたのが、この頃だ。

「日本でも健康な女性の卵子凍結が始まっているというのは、確かテレビか何かで見たんですよね。昔、アメリカのドラマとかで卵子凍結をする女性について見た記憶があって、〝ついに日本でもこういう動きが来たんだ〟って思いました。調べたら、都内でも卵子凍結できるところがいくつかあった。だったら、卵子凍結をやっておくのは良い選択だなと」

周りにはまだ、卵子凍結を経験した人はいなかったが、体外受精を経験した人は何人かいた。採卵までのステップは同じということもあり、「これだけ広がってきている治療法と同じ手順なら大丈夫だろう」と思えた。不安もあったが、クリニックに聞けば、疑問には一通り答えてくれた。「やってみよう」と腹を括《くく》り、卵子凍結に臨んだのが39歳のことだった。

10日間ほど自己注射を続けて迎えた採卵手術。クリニックは、局所麻酔をして行う方針で、意識ははっきりとした状態だった。膣内を消毒し、局所麻酔の注射を打って、採卵に移る。卵巣の様子はモニターに映し出されており、卵子を見ることができた。

針が卵巣に入る時は、思ったほど痛くはなかったが、緊張のせいか脚に力が入り、見た目にも分かるほどガクガクと震えた。看護師から、「大丈夫ですか?」「リラックスしてくださいね」と声がかかる。「は、はい」と震える声で返事するのが精一杯だった。

モニターを見ると、卵胞が針の中にチュッと吸い込まれていく様子が映っている。「大丈夫、大丈夫、すぐ終わる」と言い聞かせ、モニターを見たり、目を瞑《つむ》ったりしていた。「一番つらかったのは、取りづらい位置の卵胞を取る時にくる痛みと、お尻付近から何か液体が流れている感覚があること。それが血なのか何なのかは分からなかったのですが、意識があるから、何か液体が流れているのは分かる。血が流れてるのかもと思うと、余計に怖くなって、めちゃくちゃ震えていました」

採卵は15分ほどで終了。7個の卵子を凍結保存した。本当はもう少し多く凍結したかったが、費用的にも身体的にも負担が大きい。2回目の採卵も検討したが、「お守り代わりと思って、卵子凍結は1回の採卵分で終えよう」と決めた。

卵子凍結の後、婚活に本腰を入れた。結婚相談所を通じ、見合いした数は40人近くに上る。オファーが来る相手は、会ってみようと思える人が少なく、自分から見合いを申し込み、受けてもらえたら会うということが多かった。

「結婚相手の条件にあげていたのは、関東圏在住で、年齢は30～50代、大学卒、年収500万円以上、親との同居はなしという5点。そんなに高望みはしてないと思います。ただ、良いなと思って実際に会った時、プロフィール写真とあまりに違ったり、会話が続かなかったりと、正直う～んとなる相手も多かった。でも私だって、相手からそう思われてるんだろうなって。結婚相談所での出会いって思った以上にハードルが高いなと思いました」

「難しいかな」と思い始めた頃、48歳の男性から見合いのオファーが届いた。お、40代からのオファーは珍しい、と思った。それまでの経験もあって、あまり期待せずに見合いに行くと、プロフィール写真より好印象な男性だった。

「この歳になって恥ずかしいのですが、実は女性と付き合った経験があまりなくて」と話す男性は、正直で不器用そうな印象で、好感を持った。「この人となら、もしかすると良い関係が築けるかもしれない」と感じ、何度か会った後に、交際がスタート。それは、まもなく、43歳を迎えようとしていた冬のことだった。

男性とは1年ほど交際した。食事に映画、ドライブ。大人の落ち着いたデートを重ねながら、少しずつ相手を知っていく。シンクタンクに勤務する男性は、几帳面で、こだわりが強い反面、不器用でシャイなところがある。自分と同様、仕事に没頭していたら、気づけばこの歳になっていたというタイプに見えた。

「良い人だな」という思いは、会うたびに増していったが、結婚して子どもを持つ未来は、どうしても描けないままだった。相手に対し、そこまで興味が持てていないことに、どこかで気づいてはいたのだが、プロポーズされたのを機に、「違う」とはっきり悟ったという。

「……って私、本当に最悪ですよね。結婚を前提とした出会いを斡旋《あっせん》する結婚相談所で出会っておいて、1年交際しておきながら、最終的に断るって。友達としてはいいけど、異性としては見られないということに、もう少し早くから気づいていたはず。なのに、私に好感を持ってくれる相手と別れるのが怖くて、ズルズル1年付き合ってしまった」

別れた後の自己嫌悪感は大きかった。それでも、あのまま本心に蓋をして結婚するのは無理だったと思う。この別れを機に、結婚相談所のように、プロフィールや条件から入る交際はやめようと決めた。


凍結卵子を廃棄したのは、それから2年が経った春、クリニックの保管期限である満45歳を迎えたタイミングのことだ。この2年、出会う努力をしなかったわけではない。結婚相談所は退会したが、マッチングアプリも試したし、友人に紹介を頼んだり、異業種交流会などにも積極的に顔を出したりした。だが、ピンと来る出会いは訪れなかった。

精子バンクについて調べたのも、この時期のことだ。だが見ず知らずの他人の精子を買って、一人で産むということは、やはり考えられなかった。

「私の場合、もう産めないかもしれないけど、可能性はゼロじゃないという40代前半が、心理的に一番きつかった。そのつらさの中で、卵子凍結が〝心のお守り〟になったのは事実。たった7個かもしれないけど、〝私には、今より若い卵子がある〟ということが、心の支えになってくれたと思う」

45歳が目前に迫ったある日、ふと気づく。「私、保管している卵子のために出会いを求めてる」と。「あれ？ それって、おかしいんじゃないか」と思った。

――保管している卵子のための出会いとは？

「出会いを求めている奥底に、〝私の凍結卵子と受精してくれる精子の持ち主〟との出会いを期待している自分がいることに気づいたんです。それって、あまりに私都合の話で、すごく自己中心的だなと。出産のタイムリミットを前提にしていたから、焦って出会いを求めていたけど、その順序で考えていると、本当に良い出会いって訪れないんじゃないかって、やっと気づいたんです」

――相手をどう思うか以上に、出産のタイムリミットを念頭に動いていた自分がいたということ？

「そうです。いっそのこと、子どもがほしいと思っている男性を探して、恋愛感情とか抜きで子どもを持つのもありかもと思った時期もありました。でもやっぱり、子どもを持つだけのために誰かと結婚するのは私には無理だと思ったんです。凍結卵子がある分、タイムリミットを引き伸ばせる感覚があったので、諦めにくかったところもあります」

――諦めにくかったとは？

「あんなに大変な思いをして、あれだけお金をかけて、せっかく保管してきたんだから、使わないともったいないっていう思いもありました。振り返ると、ぎりぎり30代の卵子を保管してるっていうことが、心の支えでありつつ、逆に囚われていた部分もあったのかな」

出産のタイムリミットに人生が翻弄されているように思えた時、ハッとした。そこまでして出産ってすべきものなのか？　と。別に子どもを産まない人生もありじゃないか。子どもがいないと幸せになれないわけじゃない。そう思えたら、ふっと肩の力が抜けて、気持ちがふわりと軽くなった。

だったらパートナーは、本当に合う人が現れたらでいいよね。無理に摑もうとするのはやめよう。自然な流れでその選択肢が現れないのなら、それが私にとってベストな人生なのかもしれない——。そんな風に気持ちを切り替えられたのが、44歳の終わりが見えつつある時期のことだった。

満45歳を迎えた誕生日の翌日、凍結卵子の廃棄同意書にサインした。クリニックでは、自筆でサインされた同意書の確認を以て、廃棄手続きがされる。同意書は郵送か受付に持参するか選べたが、気持ちに区切りをつけたくて、受付に向かった。4回の保管延長の更新をして、保管期限の上限まで凍結保管されていた卵子。保管費用にかかった金額は、約50万円だ。

同意書を提出した時、受付にいたのは、卵子凍結のために通院していた際にも、何度か対応してくれた女性だった。優しい笑顔で、細かい問い合わせにも快く対応してくれた記憶がある。「承りました」と彼女が深く頷いて同意書を受け取り、目が合った瞬間、反射的にこみ上げるものがあり、涙をこらえるのに必死だった。患者がひっきりなしに訪れる人気のクリニックで、相手は自分のことを覚えてはいないだろう。でも、5年ぶりに訪れたクリニックは何も変わっておらず、必死で卵子凍結に向かった日々が、急に立ち上がって見えた気がした。

クリニックを出て、歩きながら自然と、涙がこぼれた。

「お疲れさま、頑張ったね、私」「これで良かったんだよ。やれることはやったんだよ」

心の中で、自分に向かって、そう声をかけた。なぜか電車で帰る気にはなれず、1時間ほどかけて歩いて帰宅。家に帰った瞬間、大声をあげて泣いた。静かに泣くのではなく、「うわーーーん！」と声をあげて泣きたい気持ちだった。

「あの時の気持ちは、うまく言葉で説明できないけど、自分で自分を労《ねぎら》いたかったんだと思う。泣くのも労いの一つだった。〝かわいそうな私〟って気持ちもあったけど、〝よく頑張ったよ私、偉いよ、よく行動したよ〟って気持ちの方が大きかった」

大声で泣いてビールを飲み、注文した宅配ピザ2枚を食べながら泣き、お風呂でも泣いて、寝る直前まで泣いた。泣き切って眠りにつき、迎えた翌朝。目と顔はパンパンに腫れてむくんでいたが、気持ちはすっきりと晴れやかだった。長い間、こだわっていたことがなくなって、胸のつかえがすっと取れたような気がした。

「新しい自分になった感覚って言うと大げさだけど、リアルにそんな感じ。ああ、もうこれからは、ただ自分の好きなように生きようって思えた」

こうして笑顔で語れるまでには、いろんな思いが渦巻いたのだと思う。だが晴れやかな顔でこう言い切る田村さんは少なくとも、自分にとっての幸せが何かに気づいているように見えた。それはもしかすると、こだわっていたことと引き換えに訪れた平穏とも言えるかもしれない。やれることはやった上での選択で、「やりきったし、自分なりに考え抜いた」という達成感の末に今があるようにも映った。

結局は凍結した卵子を廃棄するに至ったが、卵子凍結したことに後悔はない。心のお守りとして、十分に役目を果たしてくれたと思っている。

50歳まであと4年。今は50歳という節目を機に、人生を大きく変えてみるのもありかもしれないと考えている。

「このまま定年まで同じ会社で勤め上げるのもありだけど、全然違う冒険もしてみたいかなっていう気持ちが今は強い。仕事や住む場所、過ごし方……これまでと全く違う環境に身を置くのもありかなって。だって私、何にも縛られるものがなくて、自由だから」

これから先の人生、どこで何をしようか。そんなことを考える時間も楽しい。身軽でいるからこそ叶えられる選択や幸福もあるのだ。

## 保管期限が生む、「卵子」廃棄の葛藤

卵子凍結は、「卵子を凍結して終わり」ではない。保管期限を延ばせば延ばすほど、その分の保管費用がかかる。保管の更新のタイミングごとに、保管を延長するか、判断を迫られることになる。

36歳で卵子凍結をしたモデルでタレントの前田智子さんは、「（凍結している卵子を）使う時が来るのかどうか」に大きな不安を抱えていると語った。前田さんのように、保管延長の更新を重ねることに対し、葛藤を感じる人もいるだろう。

使う時がいつ訪れるかは分からない。そして保管すればするほど、お金がかかる。かといって、廃棄するのも忍びない。その葛藤も含めて、卵子凍結なのだと思う。卵子凍結を手がけるクリニックで、日々多くの患者と接するカウンセラーは言う。

「凍結卵子は、捨てられないフェーズに入ってくると、捨てられなくなる。いざ捨てるしかなくなった時の苦しみは、知られていない部分が大きい」

その人が「例えば」と挙げた、49歳独身女性の例。そのクリニックの場合、凍結卵子の保管期限が満50歳。50歳の誕生日を迎えると同時に、廃棄が決定となる。ここまで、保管

費用のみで150万円を超える金額を費やした。更新のたびに、保管費用を数十万円単位で投入するごとに、「ここまでお金をかけてきたんだから」という気持ちが膨らむ。

もちろん、お金だけの問題ではない。凍結卵子を保管していることそのものが、どこか心の支えになってきた。しかし保管期限によって、自分の意思とは裏腹に、それを捨てざるを得ないとなった時の心理といったら――。前出のカウンセラーは言う。

「卵子凍結のような技術は、体験や記憶を、良いものにも悪いものにも変えてしまう。技術そのものの良い悪いではなく、どれだけ患者の心理に丁寧に寄り添えるかという点も、今後ますます大切になってくるのではないでしょうか」

未受精の卵子も精子も、それらが受精した受精卵も、命の始まりになる存在という意味では変わりない。凍結卵子の廃棄に伴う苦しさもあれば、凍結受精卵の廃棄に伴う苦しみもある。

現在、体外受精の過程の中では、一度の採卵で複数の卵子を採取し、複数の受精卵を凍結保存する技術が普及している。それに伴う新たな悩みが、「凍結した受精卵をいつまで保存するのか」あるいは「いつ廃棄するのか」。受精卵は、母体に移植したら、我が子として育つかもしれない存在だけに、その葛藤は底知れないものがある。

自身の葛藤について語ってくれたのが、都内の不妊治療クリニックで働く女性だ。女性は、若い頃から婦人科系の疾患を抱えており、結婚後、20代から不妊治療をしてきた。時間をかけても、なかなか思うような結果が出ず、都内の不妊治療クリニックを転々としたのは実に10軒近く。7年かけて、体外受精でやっと我が子を授かった。以前は全くの異業種で働いていたが、自身の経験から、「不妊治療に関わる仕事には社会的な意義がある」と、我が子を授かったクリニックで勤務することを決めた。

1人目を出産後、2人目を望んで、再び不妊治療を開始するも、なかなかやってきてくれない。治療を休んだ期間もあるが、45歳を超えても諦めきれず、13個の凍結受精卵を保管し続けてきた。ついに手放すことを決められたのは、47歳で子宮の病気が見つかった時。もちろん病気は大きなショックだったが、「ああ、これでやっと保管し続けている受精卵から解放される」という気持ちも広がったと言う。

「不妊治療で思うように結果が出ない人が、自分で治療の終止符を打つのが難しいように、凍結している受精卵の廃棄は、なかなか決められない。私の場合は、病気が見つかったことでやっと、〝これで受精卵が捨てられる〟という気持ちになりました」

凍結受精卵や、凍結未受精卵は、自然融解したら、命が止まる。女性は、「自分で(受精卵を)融解させてほしい」とクリニックに頼み、廃棄の日、夫と12歳の娘とともに、受精卵とのお別れをしにクリニックに行った。

娘には、幼い頃から不妊治療を含め、生殖にまつわるいろんなことを伝えている。自分が苦しんだような経験を、我が子にはさせたくないという思いもあってのことだ。凍結していた受精卵を自然融解する前、娘に言った。

「これだけ卵を保管していたんだけど、あなたのだけ、うまくいったんだよ」「ママはもう子どもが産めないんだ」「兄弟をつくってあげられなくて、ごめんね」

融解した受精卵は、3個だけ持ち帰った。卵がもう生きてはいないと分かってはいるが、その気配を、そばに置いておきたいという気持ちあっての行動だ。融解した受精卵は、24時間前後で腐食が始まるため、廃棄するのが通常の手順ではある。患者の中には、融解した受精卵を「ペンダントにして持っておきたい」と話した人もいたという。

「凍結している受精卵や未受精卵を、スムーズに手放すことができる支援は、これからもっと必要になってくると思います」

受精卵や未受精卵を廃棄するには、原則的に書類の提出が必要になる。女性は、患者から提出される廃棄関連書類に、びっしりとクリニックへの〝お詫びの言葉〟が書かれている光景を目の当たりにしてきた。「自分としては使いたかったけれど、期限までに使用することができず、申し訳ありません」と言う趣旨のお詫びだ。

「私たちは、お詫びされるような立場ではないし、患者さんが詫びるのもおかしな話です。でも、行き場のない思いが、クリニックへのお詫びという形になっているのかもしれません。悩み抜き、葛藤した末に、廃棄を余儀なくされて、八方塞がりになってしまう人もいます」

卵子凍結の件数が増えると、使わないまま保管期限を迎えて廃棄せざるを得ない凍結卵子の数も増えるだろう。現状では、凍結卵子は将来的に使われない傾向が強いことを踏まえると、これから廃棄の葛藤と向き合う人の数も膨らむかもしれない。

「例えば10年後など、遠くない将来、凍結卵子の廃棄も、社会問題として顕在化してくるように思います。ただ廃棄されるのなら、誰かの命につながってほしいという声もある。例えば第三者への卵子提供という形や、医療的な実験に使用するなど、別の用途の道があってもいいのではないでしょうか」

## アメリカで実施、ある生殖工学博士自身の「卵子凍結」体験

本書でもこれまでたびたび登場している、プリンセスバンクの香川則子さん。凍結卵子の保管サービスやカウンセリングを、国内で先駆けて始めた生殖工学博士だ。

実は香川さん自身、まだ日本国内で社会的適応の卵子凍結が存在しなかった16年前、アメリカで卵子凍結を経験している。共同研究者だった医師が所属していたアメリカの病院で、31歳、32歳、34歳の時に、合計3回の採卵をし、47歳になった現在も凍結中だ。卵子凍結の保管事業を行う身として、自分でも卵子凍結を経験しておくべきだという気持ちも後押しにはなったが、自身の生殖年齢を意識しての決断が大きかった。

「漠然と子どもがほしい気持ちはあったけれど、忙しすぎて産める気配がない時期が続いていました。私のように博士課程を修了して研究者になる場合、社会人デビューが27～28歳。専門職につくとなると、そこから10年は修業期間になります。出産するなら、それ以降（37～38歳以降）になる可能性が高い。であれば、妊娠の確率が高い34歳までの間に、卵子を取っておこうと思ったんです」

採卵のタイミングは、学会の出張で渡米するタイミングに合わせてスケジュールを組んだ。国際輸入した注射器を使い、アメリカの医師に処方してもらった排卵誘発剤を自分で打ち、遠隔で医師からの指示を受けながら採卵に備えた。

採卵は静脈麻酔下で行われ、術中の記憶は一切ないが、術後の卵巣刺激症候群の症状は3回の採卵後ともに重かったという。

「麻酔も初めてだし、英語で会話しないといけないしで、さすがに採卵前は緊張しました。

英語で100から逆に数字を数え始めた記憶が最後で、名前を呼ばれて起きたら手術が終わっていた感じ。だから採卵自体は痛くもかゆくもなかったけれど、副作用の症状が重くて、薬を処方してもらいました」

自分用に採取し、凍結した卵子だったが、その後、37歳と39歳で、自然妊娠で子どもを授かり、出産した。そのため、3回の採卵で凍結した約40個の成熟卵子は、凍結保管したままだ。

「自分用に取った卵子だけど、自分用に使わずに済んだ。だから凍結卵子は、〝私の卵子でよければ使ってください〟と、がんの患者さんに提供できる選択肢のために保管し続けています」

実は、卵子凍結に臨んだ理由は、他にもある。「まるでぬいぐるみをほしがるみたいに孫がほしいという母親に対し、「〝産むタイミングは私が決める〟という切り札にしたかったという思いもあった」と打ち明ける。

いわく、30代前半は、九州の実家にいる母親からの「子どもはまだなの?」というプレッシャーが大きなストレスになっていた。「私の人生だから、私の勝手でしょ?」と言っても、「早く孫が見たい」という母親の強固な姿勢は変わらなかったという。

京都大学で博士号を取得後、世界最大の不妊治療専門施設の附属研究所で、主任研究員として7年間、生殖医療の研究キャリアを積んだ。猛勉強して博士課程に進み、夢だった一人前の研究者になって、社会に出て活躍し始めたばかりだった30代前半。メディアで娘の活躍ぶりが報じられても、母親の「でも結婚してないでしょ?」「でも子どももいないでしょ?」という視線は変わらなかった。

「だから採取した卵子の写真を母親に見せて、〝私は命がけで卵を取ったんだから、産む気はあるけど、今じゃない〟って、言いました。さすがにそれで、母親は静かになってくれました」

子どもの頃から、医師や弁護士など、専門性の高い職業に憧れていたという香川さん。高校時代、世界で初めてクローンの羊を誕生させたニュースに触発され、生物学に興味を持つようになり、畜産に役立てる繁殖工学を研究する道を志した。

博士課程の研究は、哺乳動物の卵巣から未熟な卵子を取り出し、受精可能な卵に育てること。研究者を目指して日夜研究を続ける過程の中、たまたま出席した学会で、ヒトの卵子凍結技術の共同研究に誘われたのが転機となり、世界有数の不妊治療専門の病院で、生殖医療の研究の道に進んだ。

卵子凍結事業の立ち上げは、不妊治療に悩む多くの女性に接してきた経験が土台となっている。接してきた多くの女性が、30代後半以降の女性で、多額の費用を投じて不妊治療を行うも、なかなか成功に至らない現実を目の当たりにしてきた。卵子を凍結し、保管する事業を始めた背景には、そうした女性を少しでも減らしたいという思いがある。

香川さんに話を聞いていて印象的だったのが、卵子凍結にまつわるビジネスを手がける立場ながら、決してそれらを推奨する言い方をしないことだ。「卵子凍結は全員に必要な医療技術ではない」「ごくわずかな人のための手段」と話し、「本来は、健康な女性の卵子凍結が存在しない社会が望ましい」と言い切る。一人の女性として、自分自身が感じてきた葛藤や痛みが土台にあり、その上で女性たちに寄り添う。こうしたところも、多くの女性がカウンセリングに訪れる所以《ゆえん》かもしれない。

年々増加している体外受精についても、同様の意見だ。凍結卵子を使って受精に導く手段は、必然的に体外受精となる。香川さんが卵子凍結の保管サービスを手がけている背景を鑑みると、体外受精を推奨する方が自然だろう。ところが香川さんは、保険適用を背景に、体外受精が広がる現状に対し「本当はもっと限られた人だけのものであるべきでは」と懐疑的な目を向ける。

「確かに年齢とともに妊娠率は下がりますが、私は基本的には自然妊娠を前提に考えた方がいいと思っています。体外受精は本来、何らかの理由で、体内で受精できない人のための手段。ところが保険適用になって以降、自然妊娠できる人も、より効率的な手段として体外受精に気軽に臨むようになっています。それが悪いとは言わないけれど、本来はそこまで裾野が広がるような医療技術ではないと思う」

卵子凍結についても、考えのスタンスは同じだ。今すぐ産まないなら、卵子凍結して損はないが、「みんなに必要な技術ではなく、一部の人のための手段」だと繰り返し強調する。

「例えば出産が40歳を超えそうという人や、2人目不妊などを見越して、選択肢を増やすために卵子凍結するのは良いと思います。ただ、万人が〝やった方がいい〟医療技術ではないのは明らか。自分にとって本当に必要なものかどうかは、よく考えるべきです」

## 現場では課題山積な実態も

都の助成金の動きから、ぐっと裾野が広がった卵子凍結だが、卵子凍結をめぐる現状には課題も残る。「大事なことが未整備のまま進んでいる」と危機感を抱く医療現場の声も少なくない。取材で聞いた話を総合すると、どうやら大きく三つの課題が顕在化しているようだ。

一つ目が、金銭的な利益を得ることを第一とする商業主義的な医療機関も見られること。これまで説明してきたように、卵子凍結は自費診療で、料金は各医療機関が自由に設定できる。そのため、金額にはどうしてもばらつきが見られるのだが、中には利益のために、積極的に卵子凍結を勧めるような動きも見られる。長年、生殖医療に携わりながら、国内外の生殖医療をめぐるフィールドワークを重ねてきた石原理教授はこう指摘する。

「一度凍結した卵子は、使う目処が立たなくても、簡単に捨てられるようなものではありません。裏を返せば、クリニック側は、長期間にわたる優良な顧客をキープできることになる。保管ビジネスも含め、卵子凍結に関わる医療者側のスタンスによっては、患者側が無意識のうちに搾取されかねない」

東邦大学医療センター大森病院産婦人科の片桐由起子教授も「このまま放っておいたら、生殖医療が綺麗事でビジネスにされてしまう環境がある」と危機感を募らせる。

「卵子凍結を推奨する人たちの背景に、ビジネスが見え隠れしていることを危惧しています。卵子凍結を含む生殖医療が、必要な人のところに届くのは大賛成ですが、今は不必要な人にも医療が提供されている側面があるように感じています」

医療機関によって提供する情報に偏りがある実態もある。患者の置かれた状況によっては、卵子凍結を勧めないクリニックもあれば、同じ患者であっても、積極的に推し進めようとするクリニックもある。卵子凍結は、「誰もが絶対にやった方が良いとは言えない」とする医療者が多いが、中には「やっておかないと後悔する」というような、不安を煽るようなうたい方をするところも存在する。また、患者自身が適切な判断ができるようにするための情報提供が十分とは言えないところもある。はらメディカルクリニックの宮崎薫院長は言う。

「23年に都の助成金が始まって以降、政策の導入によって、卵子凍結を行う医療施設が一気に増加しました。しかし今、医療機関によって、情報提供にばらつきがあると感じます。患者さんが正しい知識を持った上で選択できるよう、なるべく医療機関の間でばらつきが出ないような情報提供の仕組みが必要だと感じます」

二つ目が卵子凍結に関する社会のルールが整っているとはいえないこと。現状、卵子凍結を含む生殖医療に関連する法律や制度などはなく、各医療機関でどこまで技術の質が担保されているのか、患者側には分かりにくい。イギリス、フランス、ドイツをはじめ生殖医療について法律などで規制をしている国は多くあるが、日本では未だに公的な規制は手つかずの状態だ。こうした状況の中で、行政が助成金を出すとなれば、ビジネスとして新規参入を考えるところが次々に出てきてもおかしくはない。片桐教授は言う。

「例えば凍結卵子の保管ビジネスも広がっているわけですが、保管場所の施設基準が存在しないことも問題だと思います。本来は、統一した基準があってしかるべきです」

医療現場からは、ルールが不在ゆえに、各医療機関の判断に委ねられることに戸惑いの声も聞かれる。例えば、凍結した卵子は、何歳まで治療で使って良いのかという点。凍結技術としては、何十年も状態を変化させないままでの保存が可能だ。原則的には、45歳か50歳までの保管期限とする医療機関が多いが、法的な規制が存在しないため、例えば50歳を超えても保管自体はできてしまうし、物理的には凍結卵子を使用することもできる。実際、今でも患者が望めば、40代後半でも採卵し、卵子凍結ができるところもある。宮﨑院長が言う。

「今、生殖医療にまつわるあらゆることが、各クリニックの判断に委ねられています。凍結卵子を使う年齢が、50歳というのは望ましくありませんが、海外だと50歳を過ぎても使えるところもある。患者さんの気持ちも大切にしたい一方で、どこまで本人の希望を聞いて良いものなのか、悩ましい部分もあります」

この点は、不妊治療の〝やめ時〟や〝やめ方〟をめぐる葛藤とも通ずる部分がある。現状、日本では不妊治療の年齢制限を設けていないクリニックも多く、本人が「治療をやめる」と言わない限りは、例えば50歳を過ぎても治療を続けられる環境がある。どうしても子どもがほしい夫婦が、年齢的に難しいとなった時の選択肢が、日本には特別養子縁組以外になく、「年齢を重ねても治療が続けられる環境と、治療をやめた時に他にオプションのない状況が、女性を苦しめている」という声もある。石原教授は言う。

「海外では、例えば卵子提供や代理出産という選択肢もありますが、日本の場合には自分の卵子では出産が難しいとなった時に、他の選択肢が用意できない。医師としては他に選択肢がないからこそ、患者の要望を断り切れない部分もあり、どれだけ望みが薄くても、治療を続けてしまえる環境があります。今のままでは、終われない・終わらない不妊治療が増え、出口がなくて苦しむ患者が増え続けてしまう」

そして三つ目が、がん治療などの影響で、妊娠するための力が失われると予測される場合など、医学的に卵子凍結が必要と判断される「医学的適応」の卵子凍結とは異なり、健康な女性を対象にした社会的適応の卵子凍結に対し、公費を出すことへの議論が十分とは言えないことだ。凍結卵子を使って出産に至る人は1割弱と、かなり少ない実態を踏まえ、「もっと他のところに税金を使うべき」とする反対意見も根強い。だが、都に続いて山梨県が同様の助成金を出す方針を打ち出すなど、今後社会的適応の卵子凍結への行政的な支援はもっと広がりを見せるかもしれない。

「健康な女性の卵子凍結に公費を出す例は、海外でもあまり見られません。海外では、がん治療のためなど、医学的適応の卵子凍結に対し公費を出す例は見られても、健康な女性を対象とした卵子凍結は、税金の使い道として優先順位が高くない。日本では、例えば選択的シングルマザーや、LGBTQの人たちが子どもを持つ選択肢などの議論も進んでいない中で、なぜ社会的適応の卵子凍結だけが優先されているのか、違和感がぬぐえません」（石原教授）

使われなかった凍結卵子の行き場にも課題がある。海外では、使われなかった凍結卵子の取り扱いについて、法制化されている国もあるが、日本では未整備。現状では基本的に、廃棄以外の道はないわけだが、「ただ捨てるより、他の用途で生かされてほしい」とする当事者の声もある。また例えば不妊治療の提供卵子や医療的な研究のためなど、「別の目的で使う道があっても良いはずだ」とする医療者の声も強い。患者本人が凍結卵子の権利を手放した後、廃棄の作業そのものは医療機関や保管業者に委ねられることから、「表向きには処分したということにして、（凍結卵子を）売ろうと思えば売れるのではないか」と、廃棄のあり方に疑問を向ける声もある。石原教授は言う。

「卵子凍結の広がりとともに、今後、保管費用を払えなくなるなどで廃棄される卵子も増えるかもしれません。未受精卵子は、例えば先天性の疾患のメカニズムやがん研究などにも役立つものですが、研究の現場でもなかなか手に入りづらい。ただ廃棄するのであれば、研究や治療のために卵子を提供してもらうなど、有効利用できる仕組みがあっても良いし、不妊治療における第三者の提供卵子という選択肢があっても良いと思います」

このように卵子凍結を含む生殖医療には、法的に未整備な部分も多く、医療現場では課題が山積しているのが現状だ。

共通アンケート
佐々木久美さん
46歳
広告制作会社

＊趣味

ヨガ、映画やドラマ鑑賞

＊好きな食べ物

和食、イタリアン

＊休みの日の過ごし方

猫と遊ぶ、ヨガに行く、美味しいものを食べる

＊一日の中で欠かせない時間

猫と戯れる時間、朝食をしっかり食べる時間

＊好きな本

江國香織さんの本

＊好きな映画

「セックス・アンド・ザ・シティ」

＊好きな音楽

カラオケでよく歌うのはドリカム

＊気分転換の方法

歌う、料理、ヨガ

＊落ち込んだ時の切り替え方

寝る、泣く、遠くへ行く

＊1カ月の中で、何にお金を使うことが多いか。簡単な理由とあわせて

家賃。そろそろマンション購入を考え中。

＊好きな言葉、座右の銘

大丈夫

＊卵子凍結を考えている人に対して、一言メッセージ

将来の選択肢を残すことになるけど、同時に新たな葛藤を抱えることもある。自分にとってなぜ必要か、よく考えて決めることをお勧めしたい。

Episode8

倉田佳子さん（仮名・47歳・会社員）

# 卵子凍結は、
# 人生で最高の選択でした。
# だって我が子に会えたから。

凍結卵子を使って出産した人に、話を聞いてみたいと思った。というよりも、卵子凍結のテーマで本を出すにあたって、それは絶対に話を聞かねばならない人だと考えていた。だがそもそも、凍結卵子を使って出産に至った例は、まだまだ少ないとされる中で、率直に話してくれる人が現れてくれるだろうかという不安も大きかった。

そんな中、「私でよければ、喜んでお話しします」と手を挙げてくれた女性がいた。大阪府在住の会社員、倉田佳子《よしこ》さん（仮名・47歳・大阪府出身）。39歳の時、凍結しておいた卵子を使った体外受精で子どもを授かり、40歳で出産。産まれた息子は今、小学1年生だという。

凍結卵子を使った出産について話を聞く中で、どうしても避けて通れないと思ったのが、男性側の思いだ。卵子凍結は、パートナー不在の時期に行われることが多い。つまり、パートナーと出会う前に卵子を凍結し、その後パートナーと出会って、「子どもを授かりたい」

ということになってから、凍結卵子を融解して受精卵をつくることになる。この過程において、パートナーはどのような思いを抱いたのか、ぜひ話を聞かせてほしいと思った。

取材前、それを倉田さんに打診すると、こんな返事が返ってきた。

「取材については夫の意思を確認してみます。ただ、彼は卵子凍結からの体外受精に強い抵抗感がありました。妊娠や出産は神様に任せる領域であり、人や医療技術が踏み入る領域ではないという考えを強く持っており、自然妊娠しないなら、夫婦二人で暮らしていく選択をしようとしました。今でこそ子どもを溺愛していますが、これまで相当苦悩して葛藤してきたと思います。おそらく、その苦悩を思い出し、語るということに抵抗感を持っているため、夫が取材に応じるのは難しいと思います」

結果、夫は取材には応じられないという結論だったのだが、「夫の協力を得られなかったことを受けて、私の取材はなしにしていただいても大丈夫です。より良い記事を書いてほしいので」と連絡があった。

一連のやり取りを踏まえて、「この人の話を聞きたい」と素直に思った。もっと言えば、この夫婦が積み重ねてきた葛藤がどのようなものだったのかを知りたいと思った。卵子凍結を考える人が、知っておいた方がいい話が詰まっている気がしたからだ。

メールからひと月後の、初夏の晴れた日、大阪・梅田で倉田さんと対面した。自宅から梅田までは、片道1時間の距離だという。「久しぶりに都会に出てきたわ〜」と関西弁で親しみやすい笑みを浮かべながら、「何でも聞いてください」とにっこり笑う。

なぜ、初対面にもかかわらず、そんなにオープンな姿勢で取材を受けてくれるのだろう。ひと月前に初めて連絡を取り合った、名もなき書き手である私の取材を。すると倉田さんは、こう言った。

「私は妊娠・出産について、〝気づいた時には遅かった〟という人をたくさん見てきました。私も気づいた時には遅かった方ですが、奇跡的に子どもを授かることができた。そんな私が、私のような誰かのために、何かできることはないかなと思った時、取材に答えることならできるかなと。お節介だけど、何か私の経験で役立つことがあればと思って、今日は来ました」

倉田さんのストーリーを辿ろう。大学を卒業後、大阪の企業に就職。忙しい部署での仕事は、やりがいもあって充実していた。何不自由ない実家暮らしで、時間と稼いだお金は自由に使える。自由気ままに、社会人生活を謳歌していた。

「20代半ばぐらいまでは、子どもも別に好きじゃないと思ってたんです」

それが変わってきたのが、妹が出産した26歳頃のこと。自分に懐いてくれる小さくて純粋な心を持つ姪っ子を「可愛いな」と思うようになり、自分も将来、産めたらいいなと思った。とはいえ、若さゆえに焦りは全くなく「そのうち私にも、そんな機会が訪れるだろう」と、のんびり構えていたという。

「コンパや婚活パーティに行く機会も、それなりにあって、中には好意を寄せてくれる人もいました。でも私は、〝もっといい条件の人がいるんじゃないか〟と思う繰り返しで……。今思えば、傲慢だったと思います」

忙しく仕事優先の日々を過ごすうち、あっという間に時は経ち、気づけば30代半ば。30歳を過ぎた頃から、親や祖母からの結婚へのプレッシャーも増すようになり、焦りも出始めていた。だが、30代半ばに差し掛かった頃から、コンパなどへの誘いが、パタリと途絶えた。

「この前の飲み会、何で呼んでくれんかったん?」と友達に聞くと、「だって35歳過ぎた女は、需要ないで」と、にべもない返事。ショックだったが、はっきり言ってくれたことで目が覚めた部分もあった。

ちょうどその頃、仕事関係の資料で、卵子の加齢についてのデータを見る機会があった。資料には「35歳を過ぎたら、卵子の質が落ちる」とあり二度見するも、40歳を超えた芸能人が妊娠・出産したニュースを度々目にしていたこともあり、「いやいや、35歳って早くないか？」と思う自分がいた。仕事の面では、「乗りに乗ってきた時期」でもあり、まだまだ自由気ままな自分中心の時間と仕事を優先したかった。

だが自分は、世間的に見れば、あるいは生物学的に言えば、もう若いとは言えないのかもしれない。産むことを望むなら、もうあまり時間が残されていないのかもしれない――。得体の知れない不安が突如、胸に広がった。

折しもその頃、実家で購読している新聞に、卵子凍結についての記事が掲載されていた。咄嗟に「あ、これで将来に産める可能性を残せるかも、と思った」。その時点でパートナーはおらず、いつパートナーができるかも分からない。だが少なくとも、もう少し後になっても、産める可能性を残せるのではないかと考えた。

当時はまだ、大阪で卵子凍結について積極的に発信しているクリニックは限られていたため、どの医療機関で卵子凍結するのかという問題は比較検討するまでもなく、絞り込まれた。まずは詳細が知りたいと、すぐにそのクリニックが主宰する卵子凍結セミナーに申し込む。

セミナーには、大勢の女性が来ていた。年齢層も幅広く、30代~50歳前後の人もいる。「生理は順調やし、大丈夫やろ」と話している50歳ぐらいの女性もおり、「上には上がいるなあ」

と思ったという。

卵子の加齢に伴う、妊娠率や出産率の減少。年齢とともに妊娠・出産のリスクが上がること。30代後半は、かなりタイムリミットが近づいた年齢であること――。セミナーで初めて知ることはたくさんあった。卵子凍結の過程における副作用やリスク、高額な費用など、懸念点についてもしっかり説明があったことで、「このクリニックは信用できそうだな」と思えた。

費用は高額だが、収入もそれなりにあるし、貯金もある。副作用がどう出るかは、やってみないと分からない。決めかねているうちに1年が経ち、「これにかけてみるしかない」と腹を括《くく》ったのが、37歳の時のこと。加齢や部署が変わったことのストレスなどが影響し、生理が不順になり始めていた。「生理の周期が乱れてきたら、自然妊娠は難しいかもしれない」と思ったことも後押しになった。

採卵手術は、37~38歳にかけての1年弱の間に、3回実施。合計26個の卵子を凍結した。医師からは、「年齢の割に多くの卵子を凍結できた」と言われた。倉田さんが卵子凍結をした2014年当時は、健康な女性の卵子凍結ができるクリニックが、かなり限られていた。当時は自己注射などもなく、採卵に向け、卵子を育てるための排卵誘発剤の注射は、都度クリニックに通って、看護師に打ってもらう必要があった。

そのため、採卵前の7~10日間は連日、早朝や仕事終わりに注射をしに行かねばならない。倉田さんが通ったクリニックでは、診療時間外でも、追加料金を払えば注射してくれたのは、仕事との両立の上でありがたかった。注射の痛みは強かったが、肉体的な負担より、「仕事と並行しながら通院する精神的な負担の方が大きかった」と振り返る。

注射以外にも負担が大きいと感じたのは、排卵防止のための点鼻薬だ。1日3回決められた時間に使用しなければならず、仕事を途中で中断しなければならなかったのも大きなストレスだった。

通院のタイミングと頻度は、卵胞の発育状態にも左右されるため、事前にスケジュールが立てづらいのは先述の通り。職場には卵子凍結を伏せていたため、度重なる急な通院のたびに、どう説明したものか悩むことも多かった。

「〝ちょっと調子が悪くて〟と言って連日休んだり、確実におかしな休み方をしていたと思います。でも他に説明のしようがなくて。私の職場は、とりあえず自分の仕事さえしていれば休める雰囲気だったから、何とかなりましたけど、もっと休みにくい職場はたくさんあると思います」

同居する親は、生殖医療について懐疑的な見方を持っていた。「こんなんあるらしいわ」

と、卵子凍結について水を向けてみたこともあったが、「医療技術としてまだ普及していないものに乗っかってみて、何かあったらどうすんねん」という考えが透けて見えた瞬間があった。親にとっては、妊娠＝自然妊娠が当たり前。そう分かっていたため、「知られて止められたら嫌だ」という気持ちも働き、親には黙って最初の採卵手術を受けた。「結局、体調の波もあって、2回目の採卵後に、親に卵子凍結していることを打ち明けました。案の定の反応で、〝何か変なものにお金を払って、騙されてるんじゃないか〟と心配してましたね」

採卵後は、身体的なダメージも大きかった。副作用の影響で腹水がたまり、「だいぶ重い生理痛のような痛み」が数日にわたって続いた。痛みを我慢しながら何とか仕事に行ったが、3回の採卵手術後のうち、1回は発熱もあって症状が重く、仕事を休まざるを得なかった。だが、それもこれも、将来に可能性を託せる希望を考えると、「これぐらいの我慢はしないと、と思えることばかりだった」という。

卵子凍結にかかった費用は、保管料もあわせて約100万円。高いとは思ったが、産む選択を残せるなら、納得のいく金額でもあった。

3回の採卵手術をした1年弱の間には、出会いに対する心境の変化もあった。いわく、「これまで〝もっと良い人が現れる〟と思って、傲慢に生きてきてしまったな」という反省だ。この時、〝もっと条件の良い人〟を探すのはやめよう、と思った。そうではなく、〝今の私を良いと言ってくれる人を探そう〟、と。そんな思考の切り替えを経て、卵子凍結しながらの、新たな視点でのパートナー探しが始まったのだった。

そんな中、自然と思い浮かんだ男性が、今の夫だ。6歳年下の職場の同僚で、長い付き合いになるが、好感を持って接してくれていると感じていた。「これが最後のチャンス」と勇気を振り絞って、倉田さんからデートに誘った。それを機に交際が始まったのが、2回目の採卵手術後のことだ。

高齢出産のリスクを考えると、「凍結保存したら安心ではなく、産むのも急がないと」という焦りもあった。結婚を急ぎたい思いもあったが、彼を急かしたくはなかった。約1年の交際を経て、倉田さんは思い切って「結婚してくれる可能性ってあるかな?」と彼に聞いてみた。答えは、「YES」。嬉しかったが、彼には40歳手前の女性と結婚することのリスクや、実際に一緒に暮らすことで生じてくる価値観の違いを十分に理解した上で、結婚を決断してほしいと考えた。そこで短期的にアパートを借り、同棲を試みる。一緒に暮らしてみて、彼が「違う」と思うなら、自分から堂々と去ることができるようにしたかったからだ。

この時、倉田さんが39歳、彼は33歳。彼は「子どもは自然に授かるだろう」と疑っていないところがあり、「ああ、この人は〝39歳の女性と結婚することのリスク〟を分かってない」と思ったという。

二人の間で「結婚しようか」という話が出た辺りから、婚姻届の提出を待たずして妊活をスタートしたのは、「この年齢で自然に妊娠するのは難しい」というのを彼に分かってもらうためでもあった。市販の排卵チェッカーで排卵日を予測し、タイミング法を数カ月間試すところからスタート。「また生理が来たよ。私の歳で自然妊娠するのは難しいことなんよ」と彼に言うことが続く。何度かタイミング法を試してみて妊娠しないのは、倉田さんにとっては折り込み済みの展開だった。年齢に加え、生理不順で基礎体温の高温期が続かないため、受精・着床しづらい状態であることも分かっていたからだ。

凍結している卵子があることは、交際時から彼に話していた。その卵子を使って、彼の精子と合わせて受精卵をつくり、「体外受精で妊娠するしか方法がないと思う」と、ある時彼に話した。一般的に、タイミング法の次のステップは人工授精になるが、体外受精よりも確率が低いとされているのは前述した通り。年齢を考えると「そんなことやってる場合じゃない」と思った。

ところが、彼の反応はこうだった。
「人工的なやり方は嫌だ」「自然に授かるのを待とう」——。彼は、卵子凍結や体外受精など、生殖医療全般に抵抗感を持っていた。どちらが良い悪いという話ではなく、そう思うこと自体は仕方がないし、どうしようもない。話し合いは平行線で、彼からは「人工的な技術を使って生まれた子どもをちゃんと愛していけるか分からない」「人工的なやり方をするぐらいなら、子どもがいなくてもいい」という言葉さえ出た。

——その時、どんな気持ちだった?
「もちろんショックでしたが、そこで打ちのめされている場合じゃなかった。だから説得を続けました。〝凍結保存している卵子は、今の私より若い〟〝精子をカップに出してクリニックで受精してもらう、それが一番妊娠できる確率が高い〟って。彼に話しながら、なんて人工的なやり方なんだと自分でも思ったけど、背に腹は代えられないという感じでした」

——人工的なやり方は嫌、自然に授かりたいという彼の気持ちも分かるところはあった？

「それはもちろん。もともと私も、できれば自然に授かりたいという思いはありましたから。でもそれが難しいとなると、子どもを授かるには生殖医療を頼るしかない。それを何とか分かってほしいと、彼への説得を続けたんです」

その傍らで、じわじわと広がったのが、「私は彼に、なんて自分勝手な誘いをしてしまったんだろう」という後悔の念だ。もちろん最初のデートに誘った時、彼に対して好意を持っていたのは間違いない。ただ同時に、「私と結婚してくれる人がほしい」という気持ちで誘ったことも、また事実だった。彼への愛情が募るにつれ、自分の気持ちと願いを彼に押し付け続けていることを心苦しく思うようになった。

30代前半の彼は、自分から「子どもがほしい」とは言わないが、根っからの子ども好きなのは一目瞭然だった。彼が自分の口から「子どもがほしい」と言わないのは、倉田さんの年齢を気遣ってのことだと分かっていた。そういう優しさや配慮を持った人だから、愛情が深まっていったところも大きい。そんな彼が、姪っ子や小さい子どもと思いっきり楽しそうに遊ぶ姿を前に、「この人に、子どものいない生活をさせたくない」と心底思った。

私と結婚することで、もしかしたらこの人の人生は、子どものいない人生になってしまうかもしれない。もし私に子どもができなかったら、彼の子どもを残せない。もし彼の子どもを残せなかったら、私は、その後悔をずっと背負うのではないか――。その葛藤は、想像をはるかに超えて根深いものだった。

「ほんまに苦しかったです」

倉田さんは、当時を振り返って、遠い目で呟いた。

その後も、自然妊娠しないストレスや、凍結卵子を使った体外受精に対する意見の食い違いで心身ともに疲れていった。悩んだ末に振り絞った結論が、「もし私が出産できたら、結婚してほしい」という言葉だった。子どもを産めたら結婚する、産めなかったら私と結婚するのではなく他の相手のところに行ってもいい。彼を思って絞り出した、倉田さんなりの一つの結論だった。

その言葉を静かに聞いていた彼は、「僕は子どもを産んでくれる人と結婚したいわけじゃない」と、ぽつりと言った。

「子どもはできてもできなくても、それでいい。結婚しよう」

嬉しかった。だが同時に、愛するが故のプレッシャーも背負った。

その後、〝人工的なやり方〟で子どもをつくるかどうかの議論は、最終的には倉田さんの熱量に押される形で、彼が折れることになる。

「最大限協力するから、好きなようにしたらいい」「気が済むまでやってみたらいいよ」

自分の本心は脇に置いて、私の気持ちに寄り添ってくれたと思った。心から感謝したが、「寄り添わせてしまった」という複雑な感情も残った。


39歳で再び採卵することもできたが、卵子の質を考えると不安もある。せっかく37歳で凍結した卵子があるし、凍結卵子を使っての体外受精から試したいと思った。26個の凍結卵子を融解し、最終的に受精卵（胚《はい》）になったのは8個。受精卵はグレードという形で質をランク付けされ、使う順番が決まるが、分類上、一番良いグレードのランクは8個のうち1個のみだった。なお、ランクが高い受精卵を子宮に移植しても、それが赤ちゃんになるとは限らない。逆に低いグレードの受精卵を移植して、赤ちゃんになることもあるのだから、グレードによって成功率が大きく左右されるとは言えない。

とは言え、「このランクの高い1個が、赤ちゃんにならなかったらどうしよう」という思いは膨らんだ。26個から8個に、そしてランクの良いものは1個と、急速に数が絞られてしまったことに対し、精神的に追い詰められた。

そして迎えた、受精卵を子宮に戻す胚移植の日。倉田さんは幸運なことに、1回の移植で妊娠することができた。「初回に妊娠できるなんて、あなたは本当にラッキーだ」と医師にも驚かれたという。妊娠が分かった時は、「ついに私も妊娠できたんだ」と、全身の力が抜けた。

思えば、卵子の加齢による妊娠・出産率の低下を知った36歳頃から、妊娠が分かるまでの約3年は、「もしかしたら子どもが産めないかもしれない」という将来への不安感で精神的に不安定になり、不眠症で連続して4時間以上眠れなくなっていたという。

妊娠したことで、やっと眠れるようになったのだが、不安は形を変えて、再び押し寄せた。妊娠したら今度は、「お腹の中でちゃんと育ってくれるか」「流産しないか」「この子が無事生まれて、元気に育つかどうか」という不安に切り替わった。

「終わりない不安のループは、高齢出産やから、特にあったと思います」

高齢になるごとに、染色体異常などの影響から、生まれてくる子どもが障害を抱える確率が増えるのは先の説明の通り。高齢に加えて、凍結卵子を使った妊娠というのもまた、不安を膨らませる要素だったことは間違いない。

そうした不安感に押され、羊水検査も行った。羊水検査とは、出生前診断の一つで、胎児を包んでいる羊水を採取し、羊水中に含まれている胎児の細胞を調べ、胎児に染色体異常があるかどうかを調べるための確定診断検査だ。検査結果は問題なく、胸をなでおろしたが、今度は「子どもに異常が見つかった時にどうするかを深く考えず、安易にこんな検査をして良かったのかな」という後悔もつきまとった。検査は、低い確率だが流産のリスクを孕む。「お腹《はら》の子に、不必要なリスクを背負わせてしまった」という思いも広がった。

その後も切迫流産による入院もあり、結局、のほほんとしたマタニティライフとは程遠く、出産まで不安や葛藤が途切れることはなかった。

「ほんまに、終わりのない戦いでした」

そして迎えた出産の日。4000グラム近い赤ちゃんはなかなか生まれず、陣痛が丸3日間続き、食べることも眠ることもできず、苦しんだ後に意識を失うという過酷な展開となった。自然分娩を予定していたが、緊急帝王切開に切り替えての出産となり、高齢出産ゆえの体力不足も切に感じたという。産まれた時は、心からの嬉しさと感動とともに、「やっとこれで、不安から解放された」と思った。

第二子を考え始めたのは、出産して間もないタイミングだ。とにかく「時間がない」という感覚が強かった。しかし、帝王切開での出産であったため、最低1年間は妊娠しないよう医師から指導を受けていた。1年前の体外受精の際につくった受精卵を、あと7個凍結してある。凍結卵子を融解して、精子と受精させ、受精卵にして再び凍結したものだ。2人目を産みたいなら、急いだ方が良いと夫婦で話し合い、出産から約1年で再び、凍結していた受精卵の胚移植を行った。

だが7個の受精卵は全て、出産には至らなかった。複数回、胚移植を行ったうち、妊娠反応が2回出たが、いずれも胎児の心拍が確認できず流産に終わる。

「もっと若い時に卵子を凍結していれば、第二子、第三子を望めたのかもしれない。卵子も自分と同じように老化する。年齢には勝てないなと思いました」

同時に、我が子が1回目の胚移植で妊娠し、元気に生まれて育っていることは本当に奇跡だと実感したという。

一連の過程を経て「卵子凍結って、万能なものじゃない。本当に、ただの保険なんだな」ということを実感した。数で結果を振り返れば、26個の卵子を凍結し、融解して精子と受精させ、受精卵になったのが8個。出産に至ったのは、そのうち1個のみだった。

「私は運良く、1個が出産につながったけど、そうじゃない人もたくさんいるはず。不妊治療で、妊娠という出口が見えない闇の中を歩き続けて、最終的に治療を断念し、子どもを授からない人もたくさんいる。私はたまたまラッキーだっただけ。私の例が卵子凍結後の当たり前の結末と考えてほしくありません」

加えて、倉田さんが声を大にして言いたいのは、高齢出産の現実だ。

例えば、30代後半～40代というと、職場では中堅世代。管理職など、責任ある立場を任される人もいる。倉田さんも同様で、残業が多い忙しい部署で、重要なポストを担っていた。そのため妊娠中とはいえ、周りが残業する中で帰れないという思いもあり、「だいぶ無理をして、夫にも心配させてしまった」という。

幸いにも、切迫流産以外は大きく体調を崩すことなく出産を迎えられたが、責任ある立場で迎える妊娠・出産への葛藤を感じる場面も多かった。

「〝あれだけしんどい思いをして、やっと授かったのに、何でそんなに無理するんや〟と、夫からよく怒られました。今振り返っても、あの時は無理して、お腹の子どもに負担をかけていたと思う。でも職場での自分の立場を考えたら、無理せざるを得なかった」

子どもと向き合う体力の限界を感じることも多々ある。やっと授かった最愛の我が子なのだが、出産直後の1年は特に、「しんどい」と感じることが多かった。40代に入っての体力の衰えを感じながら、夜通し泣き続ける子どもをあやし、夜明けを迎える日々。食事はいつも立ち食いで、トイレに行く時間さえもない。苛々《いらいら》を押さえきれず子どもに怒鳴ってしまったり、泣き続ける子どもを放置するなど、精神的に追い詰められたこともあった。仕事中心の生活を長年過ごしてきたからこそ、子どもと2人、家にいる時間の中で、〝社会との断絶〟も感じた期間だった。

「今、卵子凍結を考えている人に私が言いたいのは、凍結していることに安心して、無為に時を過ごさないでほしいということ。高齢出産のリスクを知り、できるだけ早く出産することと、妊娠後のビジョンも持っておくことが大事だと思います。私は妊娠をゴールにしていたから、赤ちゃんとの生活のイメージを全然持っていなくて、こんなはずじゃなかったと思うことの連続でした。産休・育休の期間はどうするのか、産後の仕事はこれまで通りのペースで続けるのか、どこに住むのか、誰にサポートしてもらうのか、妊娠してから慌てて考えました。歳を取ってから産むこと、仕事をしながら育児をすることっていろんな面で大変なことが多い。子どもとの生活は全く思い通りになりません。私は実家が近くて頼れる人が周りにいるから、まだ助かったけど、周りからのサポートがないととてもやっていけなかったと思う。今考えると、2人目が産まれていたら、自分がパンクして潰れていたかもしれない」

倉田さんは、出産後、周囲から「丸くなったね」と言われるようになった。それまでは部下に完璧を求めるところもあったが、人を許せるように、待てるようになった。「出産で自分が変わった」という。

子育ては、良いことばかりではないが、これまで感じたことのない喜びを与えてくれる。

「つらいこともあるけど、今考えると圧倒的にプラスになることが多いです」

――倉田さんにとって、卵子凍結はどんなものだった？

「人生で最高の選択でした。なぜなら凍結してなかったら、私は自分の子どもに会えてないと思うから。子どもを授かったことで、自分の成長にもつながったし、知らなかった社会の仕組みや世間の優しさも知ることができたし、自分の世界が広がった。それまで自分中心に生きてきたことが180度変わって、人のことを中心に考えられるようになり、我慢強くもなったと思います」

――卵子凍結は、女性に幸福をもたらすものだと思う？

「これまでパートナーがいない状態で適齢期を過ぎたら出産できなかったのが、卵子凍結があることで、子どもを産み育てる選択肢を残すことができる。その意味で、卵子凍結は女性を幸福にする医療技術と言えると思います。少なくとも私の場合、卵子凍結をしたから、自分から異性をデートに誘ったりと、積極的になれた。いざ子どもを授かりたいとなった時、保管している卵子があるということが、自分に自信を持つための武器になり、人生に前向きにもなれたんです。その意味で、私にとって卵子凍結は幸福をもたらしてくれた医療技術ですが、誰にでも１００％幸福をもたらす技術ではないはずです」

――マイナス面があるとしたら？

「卵子凍結したことに安心しきって、出産を先延ばしにしてしまうと、高齢出産からの子育てとなり、自分を苦しめるリスクにもなりうると思う。例えば早産・流産、難産、産後うつ、妊娠高血圧・妊娠糖尿病などの合併症の割合や、障害のある子どもが生まれる確率が高くなることは、リスクとして知っておいた方が良いと思います。また、仕事上での責任ある立場と子育てとの両立が難しくなる、親が高齢でサポートを受けにくくなる、親の介護と育児の時期が重なり心身ともに疲弊する、子どもと向き合う体力がなく、子育てに疲れてしまうなども想定しなければなりません。そういう意味では、女性を不幸にする面もあると言えるかもしれない。だから卵子凍結するなら、少しでも若い時がいいし、産むのも少しでも早い方がいい。これもセットで伝えたいです」

夫の現在について聞くと、「めちゃくちゃ息子を溺愛してます」と、笑みがこぼれた。毎日「大好きだよ〜」と息子を抱きしめ、同じ布団で顔をくっつけて眠る。息子は、小学1年生で身長130センチ、体重30キロで小学3年生並みの体格だが、外を抱っこして歩いたりもする。息子と過ごす時間を確保するため、残業が必要な時は、翌日4時半に起きて早朝出勤するようになった。「ものすごい溺愛ぶりでしょう?」と笑いつつ、倉田さんも幸せそうだ。

倉田さんが取材を受けることに対しては、「伝えたいことがあるなら、自由に話したらいい」と送り出してくれたという。

「あの時、凍結した卵子で体外受精したいという私の気持ちに寄り添ってくれたからこそ今がある。夫は夫なりに、相当大きな負担と葛藤があったと思う。それを抑えて寄り添ってくれたことに、ただただ感謝しています」

こと女性が主体となりがちな妊娠・出産において、男性はどこか、蚊帳《かや》の外として語られる場面は少なくない。私も不妊治療の取材の中で、「男はいいよね〜、カップに精子を出したらいいだけなんだから」と話す女性たちの言葉を聞いた機会も数知れず。しかし男性には男性の、孤独で、深い葛藤と不安があるはずだ。倉田さんの夫が、「当時を思い返して語ることに抵抗感がある」と取材を断ったことそのものが、葛藤の深さを表していると思う。

倉田さんは夫とも話し、息子がもう少し大きくなったら、授かるまでの経緯を話そうと思っている。「その時、息子がどう思うかな?」と考えるが、まだ想像ができない。

「今は、性教育が始まった頃に話そうかなと思っています。後ろめたいことは何もないし、不妊治療も卵子凍結も、恥ずかしいこととは全く思わないから。この先、学校の性教育の中で、卵子の老化や高齢出産についてもセットで伝えてほしいです。息子世代で〝産みたかったのに、知らないうちに歳を重ねて産めなかった〟という人が出ないように、学校でぜひ伝えてほしいと思います」

親には、育休中に凍結卵子を使って出産したことを打ち明けた。「へえ〜、そんなんで、ほんまに赤ちゃんになるんやなあ」「マイナス196℃の液体窒素に長い間保管されてた卵が赤ちゃんになるなんて、今の技術すごいな」と感心し、驚いている様子だったという。

「今となっては、どんな経緯で産まれたかなんて忘れてると思います。どういう方法で生まれても、孫は可愛いんでしょうね」

凍結卵子を使っての出産について、これまで「子どもに何らかの影響が出るかもしれない」という思いがよぎったことはない、と言えば嘘になる。羊水検査をした理由は、そこにもある。

「凍結卵子を使っての出産は、何か影響が出ても仕方がないという覚悟に似た気持ちは、どこかにありました」

そんな心配をよそに、息子は、すくすくと成長し、いたって健康だ。今、我が子を見る中で、凍結卵子を使って産まれたことを思い起こすことはあるのだろうか。

「日々の中では、特にそれを感じることはないです。今のところ、自然妊娠で産まれた子となんら変わらないですから。ただ、不妊治療を諦めた友人や、流産を重ねて夫婦二人で生きる道を選んだ知人の話なんかを聞くと、〝この子、凍結されてたのに、よくこんなに元気に育ってるなあ〟と思うこともあります。私の場合、卵子凍結のおかげで、子どもに会えて、その子どもも元気いっぱい。全部がうまく行き過ぎてることが心配になるぐらいです」


改めて独身時代を振り返れば、仕事をしながら自分の好きなように人生を送ることも、とても魅力的な選択だった。もし卵子凍結をしていなければ、子どもを産み育てることに対して憧れを持ちながらも、「独身の道を進んでいたと思う」とも話す。

しかし今、子どもを産んだことに対して、1ミリの後悔もない。なぜなら「子育てにはお金がかかりすぎる」「自分の自由な時間が奪われる」などのマイナスイメージを遥かに上回るプラスがあると感じるからだ。

子育ては、倉田さんに〝人生は思い通りにはならない、人は失敗する生き物だ〟という大切なことを教えてくれたという。実際、子どもを授かってからの7年間の自分の成長は、その前の40年間をはるかに超えていると感じている。

「小さな一人の赤ちゃんの首が据わり、寝返りし、ハイハイし、歩いて、単語を発し、コミュニケーションができるようになり、だんだん親の手を離れて、日々成長していく姿を間近で見る。これは本当に、驚きと発見の連続です。子育てしているその瞬間瞬間は、精一杯でしんどい感情が勝ることもあるかもしれない。ですが、その数年後振り返った時、そのつらさを忘れて過去を振り返ることができているように思います」

〝適齢期〟になっても、子どもがほしいのかどうかが分からなかったり、子どもがいることの良さをいまいち想像できないという女性は多い。かつては倉田さん自身もそうだった。だからこそ、伝えたいことがある。

「子どもを産んで育てるって、いいこともたくさんあるって伝えたいです。すぐには子育てするメリットは感じられないかもしれませんが、将来必ず子どもを授かって育てることができてよかったなと思える瞬間が来るのだと、今の私は確信しています」

数々の葛藤やハードルを乗り越えて授かった我が子。思い通りにはいかない子育ての日々。それを踏まえても、揺るぎないものがそこにはある。倉田さんの話を聞きながら、「子どもがいることの良さを、ここまで言葉にして聞く機会というのは、ありそうでなかったかもしれない」と思った。「子どもがいるっていいよ」「幸せをくれるよ」という漠然としたことは聞くことがあっても、何がどう良いのかという具体的な部分まで踏み込んで聞く機会は、少なくとも私の場合、これまであまりなかった。子どもがいない私を気遣って、あえて話すことではないとブレーキをかける人もいたのかもしれない。だが往往にして、親が子を持つことの素晴らしさについて実感していても、それをあえて言葉にして人に話す機会というのは、実はあまりないものなのかもしれないとも思った。

私は、こうした話は、もっと大きな声で聞こえてきても良いものじゃないかと思う。もちろん誰彼構わず話すようなことではないし、相手の状況によって配慮する必要も当然ある。しかし、わりと最近まで〝子どもがほしいのかどうか分からなかった〟一人としては、今の社会は「子どもがいるってこんなに良いよ」ということより、「子どもがいるとこんなに大変」という話の方が、耳に入ってきやすかったように思う。だとしたら、少子化が進む今の社会にあって、倉田さんのように〝子どもがいることの良さ〟を話すのは、ほんの小さなことのようで、実はとても大切なことなのではないかと思った。

取材を終えて外に出ると、初夏の日差しが降り注いでいた。倉田さんは、これから買い物をして、子どもが学校から帰ってくるまでに帰宅し、食事の支度にとりかかるという。取材の最後に話した言葉と、母としての幸せがにじみ出た柔らかな笑顔が、今の暮らしの充実感を物語っていた。

## 「あっち側」と「こっち側」、出産にまつわる見えない境目

「〝あっち側〟に行かないでね」「早く〝こっち側〟においでよ」

前者は〝子どもがいない知人〟からの言葉、後者は〝子どもがいる知人〟からの言葉だ。ごく何気ない普段のやり取りの中で、ふと出てきた言葉だが、子どもの有無で分かれている〝見えない境目〟の存在を感じた一言だった。

素性が見えないからこそ過激な発言が飛び交いがちなSNSでも、子どもがいる・いないを境目に、分断を感じさせる過激な発言がよく目に入ってくる。電車やバスなどで、ベビーカーを使うことに対する議論〝ベビーカー論争〟においても、似たものを感じる。「人

がたくさんいるのに、ベビーカーを広げて邪魔になるのが分からないのか」「子どもがいるのがそんなに偉いのか」という声に対し、「幼い子どもと一緒に出かけるって大変なんだ」「もっと寛大な目で見て」「子どもがいない人には分からない」という声。ネット上だと余計に対立構造に見えてしまうというのもあるが、何もそこまで敵対しなくても、もっと分かり合えないものかと思ってしまう。

結婚や出産、仕事に生き方——先述の通り、ライフステージの違いから、友達と疎遠になるというのは、女性にとってよく聞くテーマではある。自分の環境と友人のそれとがあまりに違うと、会話も噛み合わなくなってきて、次第に話すことがなくなってくる。場合によっては、相手に合わせて慎重に、話すテーマを選ぶようになる。それが窮屈になってきて、疎遠になるという流れだ。

〝何をきっかけに疎遠になるのか〟というと、理由は明確に一つに絞れるものではないが、女性の場合、転機としては、もしかすると出産が大きいかもしれないと思う。結婚したからと言って、それまでと話す内容がガラッと変わるほど、大きく環境が変わることはないように思うが、「あの子、出産したら子どもの話しかしなくなったよね」などはよく聞く話。それだけ環境の変化が大きいということもあるだろう。自分に子どもがいなければ、「子どもの話ばかりされてもつまらない」ということになるし、不妊に悩んでいる場合など、「今は子どもがいる友人に会いたくない（子どもの話を聞きたくない）」という気持ちになるのも分かる気がする。

逆に目下、子育てに追われる日々を送る身としては、意図して子どもの話ばかりになっているわけではないのだと思う。「自分が今、直面していることを聞いてほしい」という、ごくシンプルな感情だと思うのだが、ライフステージによっては、こと「その話は聞きたくない」となりがちなのも、出産や子どもというテーマな気がする。女性にとって、妊娠や出産、子どもにまつわる話題というのは、やはりとてもセンシティブなものであると感じる所以《ゆえん》だ。

そんなことも手伝ってか、この取材においても、無意識のうちに自己規制している自分がいた。私に子どもがいないのは先述の通り。子どもについて考え始めるのが遅い方だという自覚があるし、〝望んでも妊娠していない〟という点でも、卵子凍結の当事者である女性たちと自分は共通すると思っている。

だが卵子凍結をする当事者の多くが、パートナーがいないことを踏まえると、もしかすると人によっては、私が〝既婚者〟という時点で、話してくれる内容が変わってくるかもしれない――。どこかでそんな風に考えている自分がいた。だから初対面で実際に会って話を聞く場合には、なんとなく、結婚指輪を外して取材に向かうことが多かった。それが取材対象者へのマナーであり、配慮という気がした。

もちろん取材対象者から聞かれたら、結婚していることも、子どもを望んでいるが妊娠していないことも、嘘偽りなく話すつもりだった。だが今思えば、指輪を外す行為は、ある種の自分にとっての防衛線でもあったのかもしれない。自意識過剰、お門違いと言われればそうかもしれないが、そんな瑣末なことで、相手から聞ける話の濃度が変わってくるかもしれないと思えば、「わざわざ指輪なんてものを付けていくべきではない」と自己規制している自分がいた。

その自己規制が、取材においてどれだけ機能したのかは、全く不明だ。だが取材を終えた今振り返れば、私がこの本の取材で話を聞いた女性たちは、そんなことは微塵も気にしないような人ばかりだったと思う。皆、堂々と〝自分〟という軸があり、それぞれが自分らしく、自分の人生を生きている。卵子凍結も、自分が自分らしく生きるための手段だったりもする。相手が指輪をつけていようがいまいが、そんなことは心底どうでも良くて、既婚者か未婚者かで話す内容が変わるようには思えない人たちばかりだった。

翻って、私がこの本の取材をしている期間、「卵子凍結について本を書くための取材をしている」と話すと、数人から「その取材をするのってつらくない？　大丈夫？」と問われたことがある。思ってもみない問いかけで、「え？　何で？　何が？」とハテナだらけの中、「え、全然つらいとかないよ。すごく深いテーマで面白いし、私も考えさせられることの連続だよ」などと答えたのを記憶している。今になって振り返ってみると、その質問の真意は、おそらく〝子どもがいない妙齢の女性〟である私が、妊娠や出産に絡むテーマを取材することに対し「つらいのではないか」と相手が配慮したのではないかと推察する。本人は全く思ってもみないところでの〝配慮〟といった意味では、私が取材時に結婚指輪を外して行った行為とも通ずるものがあると思った。私が「え、全然そんなことないけど」と思ったのと同様に、取材相手の女性たちからも、「え、全然そんなこと気にしないけど」と真顔で言われそうだ。配慮のつもりでしたことが、全く違う解釈をされる場合もあることを実感した出来事でもあった。

女性にとって、子どもがほしいという気持ちがありながら、なんらかの事情でそれがなかなか叶《かな》わないという場合、その本音や心情を語ることは、とても勇気がいることだと思う。これは自分自身の実感としても思うことだ。人からどう思われるだろうかという気持ちやプライドが邪魔して、なかなか本音が話せないという人も多いのではないかと思う。

取材で話を聞いた彼女たちは、そのハードルや葛藤を軽々と超えて、本音や心情を語ってくれた。「自分の話が、誰かの役に立つなら」と。そこに、〝あっち側〟や〝こっち側〟というような線引きはなかったように感じる。

もちろん〝あっち側〟〝こっち側〟と、明確に線引きしたい時があっても良いと思う。当事者同士でないと分かり合えないことだってあるだろう。だが、行き過ぎると区分は分断になり、時に対立を生む。そうなっては誰も幸せにならないはずだ。

疎遠になったとしても、〝それは疎遠という関係性が続いている〟という話を聞いたことがある。良い解釈だなと思った。一時的に疎遠になっても、いつか戻る関係性もある。異なる境遇の相手を区別して、自分のテリトリーを守るよりも、いろんな世界や考えを持った、さまざまな境遇の人と、喜びや楽しみを分かち合える人生を生きられたら良いなと思う。

共通アンケート
倉田佳子さん
47歳
会社員

＊趣味

魚を捌《さば》くこと。お正月には、ブリ一匹を捌きます。

＊好きな食べ物

こってりラーメン

＊休みの日の過ごし方

家族で色々なイベントに行く

＊一日の中で欠かせない時間

家族でポケモンカードゲームをする

＊好きな本

ヨシタケシンスケ『ヨチヨチ父』

＊好きな映画

映画はあまり見ない

＊好きな音楽

懐メロ

＊気分転換の方法

お笑い番組を見ながら、好きな食べ物を食べまくる。

＊落ち込んだ時の切り替え方

どん底まで落ち込む（そうすると自然と気分が上向きになる）

＊1カ月の中で、何にお金を使うことが多いか。簡単な理由とあわせて

食費。安く購入した食材で、いかにバランスの取れた食事をつくるかを常に考えている。

＊好きな言葉、座右の銘

偉くなくとも正しく生きる

**＊卵子凍結を考えている人に対して、一言メッセージ**

子どもを育てることは「しんどい」と思われがちだが、その何百倍も得るものがある。ただし、卵子を凍結していることに安心し、妊娠出産を先延ばしにすると、流産・妊娠糖尿病などのリスクが高まること、体力不足により、子育ても仕事も追い詰められる可能性があることを踏まえておくべきだと思う。

## Episode9

### わたし（39歳・記者）

「卵を育てている」「卵が帰ってくる」という感覚は、生まれて初めてだった。

「で、どうしたいですか？」

クリニックの部屋で医師と向き合い、私たち夫婦はこう投げかけられた。

実は私は、この本の執筆期間に、初めて体外受精を試みた。不妊治療の取材を通じ、自分自身のタイムリミットについて初めて意識した36歳頃から、ゆるめに妊活を始めていた。だが、それから2年が経過してもなかなか妊娠しない。そんな中、卵子凍結の取材を通じ、「後から後悔したくないから、今やれることをやる」という当事者の女性たちの話を聞く中で、とても共感するものがあった。

確かに、後から振り返って、「あの時あんな選択肢もあったのに、なぜやらなかったんだろう」とはなりたくない。自然と私も、「今やれることをやっておきたい」と考えるようになった延長線上に、体外受精という選択肢があった。

「あれ？　なかなか妊娠しないかも」と思い始めたのは、タイミング法を試し始めて1年近く経った頃のこと。タイミング法といっても、病院で医師に診察してもらって排卵日を割り出すのではなく、生理周期を入力して予測されるタイミングを知らせてくれるアプリを使った自己流とも言えるやり方だ。周りにも、特に病院に通うことなく、アプリを使ったタイミング法で妊娠したという友人も複数おり、「これを使って試していたら、遠からず妊娠するんじゃないか」などと能天気に考えていた。

だがそれから1年近く経っても、妊娠の兆しが見られない。不妊の定義には、「妊娠を望む健康な男女が避妊をしないで性交しているにもかかわらず、一定期間妊娠しないもの」とあり、日本産科婦人科学会では、この一定期間を「1年が一般的」としている。「1年って早くないか？」と思いながら、「え、だったら私、不妊なのか……？」と焦りが湧いてきた。自分は健康だという自覚があったため、〝どうやら定義に沿えば、不妊に当たるらしい〟という事実を、なかなか受け入れられない。そこで「まずは話だけでも聞いてみよう」と、夫婦揃って初めて、自宅近くの不妊治療クリニックに足を運んだ。

具体的な話をするにあたり、二人の身体的な状態を把握する必要があるということで、検査をした方が良いということになり、夫婦ともにいくつかの検査をした。結果、二人とも、検査では特に異常はなく、医師も「うーん、なんで妊娠しないんでしょうね？」「運が悪いだけのような気もするけど……」と、「遠からず自然妊娠するのでは」というニュアンスで首を傾げる。だが続けて、「まあ一般的に、今の年齢を踏まえると、確率的にはこんなものですが」と、医師が出した紙には、「自然妊娠の確率＝5％前後」とあった。

「ご、5％……!?」と、私たちは目を剝《む》いた。それは想像をはるかに超えて低い数字だったからだ。今思えば、年齢別の妊娠率のデータというのは、論文によっても結構違ってくる。例えば「原因がない37歳前後の不妊女性の自然妊娠の割合は、6カ月以内に13・3％、12カ月以内に21・9％」としているものもあれば、「30代後半の自然妊娠の確率は、1カ月あたり5～18％、1年あたり52％」という数字もある。医師が口にした「5％」というのは、最も確率が低い数字に近いものだと思うが、期待値ではないシビアな数字を伝えるべきという姿勢の持ち主なのだろう。それは、それまで、わりとのほほんとした〝ゆる妊活〟姿勢だった私たちが衝撃を受けるには十分な数字だった。

医師は続けて、一般的にタイミング法の次のステップに当たる人工授精は、「自然妊娠とほぼ確率が変わらない」ことを口にし、体外受精であれば「1回あたりの確率は35％前後に上がる」と話した。体外受精の成功率が一番高いイメージはあったが、「それでも35％ぐらいなのか……」と少しショックだった。

話が少し脱線するようだが、私は婦人科の内診が怖くて、クリニックに足を運ぶ決断をするにも時間がかかった経緯がある。恥ずかしい話、内診が嫌という理由で、子宮頸《けい》がん検診をスキップしていた時期も長かった。脚を広げて内診台に座って診察する構図を想像すると、「できることならやりたくない」という恐怖感に近い感情がムクムクと膨れ上がる。「いい歳をして一体何を」と思われて当然なのだが、それが現実だから仕方がない。

そんな話を医師にすると、「ああ、そういう人、結構いますよ」と、意外にも寄り添う姿勢を見せてくれつつ、「であれば、もし治療に進むとしたら、一番確率が高い体外受精からやってみるのが良いかもしれませんね」と続けた。

いわく、確率が低い人工授精を試すにしても、体外受精と同じぐらい診察や通院が必要になる。内診が嫌という気持ちがあるなら、確率の低いものを何度か試すステップを踏むより、少しでも確率が高い方から試した方が、結果的にストレスを減らせるのではないかというのが医師の意見だった。「中には度重なる内診が嫌で、途中から病院に来なくなる人もいる。そうなっては本末転倒だから」と言う。「もちろん治療に進まず、自然妊娠を目指すというのも一つです」としながら。「こう言うと、病院がお金儲けのために体外受精を勧めているように聞こえるかもしれませんが、確率だけの問題でお話ししています」とする医師の話には、納得感もあった。

これらの話を聞いた上で、「で、どうしたいですか?」と冒頭の言葉を投げかけられたのが、初めて相談に訪れた日のことだった。治療に進むかどうか、進むなら何から試すか、やるならいつからにするか……結局その場では結論が出せず、「ちょっと持ち帰って考えてみます」とクリニックを後にしたのだった。

それは私たちにとって、すぐに答えが出せるものではなかった。二人とも、できれば自然に授かれたらベストだとは思っている。検査で特に問題がなかったことを踏まえれば、遠からず自然妊娠するんじゃないかと思いたくなる。だが5％という数字と、37歳という年齢が頭をよぎると、「そんなこと言ってられる状況じゃないのかも」「今踏み切れるかどうかが境目になるんじゃないか」という不安が大きくなった。

1周期あたり5％の確率だとすれば、自然妊娠するまでに、一体どれだけの時間を要するのか検討もつかない。すでに37歳という年齢を鑑みれば、時間的な余裕はあまりないのではないか。この時初めて、自然妊娠を試す時間というのは、年齢とともにシビアに限られてくるのだという現実を悟った。

私たちは話し合って、一定の期間を決めて、その期間内で自然妊娠しなかったら、治療に進んでみようという話になった。二人とも不妊治療に対して、〝自然に反する〟といった理由からの抵抗感はない方だ。私の場合、もっとも高いハードルになったのは、「治療＝怖い」という心理的な点だった。夫は、そんな私の心中をつぶさに知っていたこともあり（日頃から何でもオープンに話すため）、自分から積極的に「治療をやってみよう」とは言わなかった。子どもはほしいが、私を慮《おもんぱか》ってくれてのことだと思う。「無理が大きくかからない範囲で、私が本当にやってみようと思ってくれるなら」というのが夫の意見だった。治療の主体は女性であるため、男性側から「(治療を)やってとは、なかなか言えない」という気持ちもあったそうだ。その意味では、「治療に進むかどうか、どこまでやるかは、私の気持ち次第だと考えていた」と後から聞いた。

私はどうにか治療に対する怖さに打ち勝とうと、「ねえねえ、子どもほしい? いたらいいなと思う?」などと脈略なく夫に畳み掛けていた。その度、「(子どもが)いたら楽しいだろうね」と目を細める夫を見るにつれ、「夫のためにも頑張ろう」と気持ちを固めていった。

それから、37歳で一度だけ、人工授精を試した。一足飛びに体外受精に進む勇気は持てず、〝一応〟ステップを挟みたいと考えたためだ。だが一度人工授精をやってみて、「確かにこれは自然妊娠を試すのと、確率的にほぼ変わらない気がする」「にしては、私にとってはストレスが大きい」「であれば、2回目以降を試す意味はないかも」と思った。あくまで感覚的な話になるが、度重なる通院や診察のストレスを踏まえても、「次に病院に来るのは、体外受精を試す時だな」と悟ったところがあった。

この本の取材が本格的に始まったのは、それでも体外受精には採卵に対する恐怖感からなかなか進めず、「大事なことを後回しにしてしまっている」という感覚が強くなり始めた頃のことだ。奇《く》しくも一連の取材が、自分の気持ちを確認したり、子どもを持つことについて真剣に向き合うための大きなステップになっていった。

卵子凍結に臨んだ女性たちの「後悔したくないから」という言葉に大きな勇気をもらい、「やれることはやったという達成感がある」という声に、どれだけ鼓舞され、励まされたことか。当事者の女性たちの心の声を聞かせてもらい、産むかもしれない、あるいは産まないかもしれないという対話を重ねる過程が、図らずも、体外受精に進むための意思を固める土台になった。気づけば自然と、「私も今、自分がやれることをやろう」「だって後悔したくない」「やるなら今しかない」と思えている自分がいた。

卵子凍結では、採卵で取れた卵子を、体外受精を行う前の段階で凍結するのは先述の通り。つまり、体外受精を行うこと=卵子凍結の一連のステップを体験することになる。せっかくこうして本を書く過程の最中にいるのだから、人から体験談を聞くだけでなく、自分でも体験してみるべきだという思いが最終的な後押しになった。

「体外受精をやってみようと思います」と、再び医師の元を訪れたのは、先の人工授精を試してから9カ月後、この本の取材の山場を超えた翌月のことだった。

## 自分で自分の腹部に注射する

20歳ぐらいの頃に観たアメリカのラブコメ映画で、「妊娠しない」と悩む主人公の姉が、夫に自宅で排卵誘発剤の注射を打ってもらおうとするシーンがあった。気の優しそうな夫は、なかなか妻に注射を打つことができず、グレープフルーツか何かの柑橘《かんきつ》類の果物に注射の針を刺して練習しようとする。だが夫は、その果物にも、なかなか針を打つことができず、しびれを切らした妻が、一思いにブスッと針を刺す。注射針が刺さった果物を手に、「これは、もっと繊細なことなんだ」と夫が震えながら驚愕するシーンを、なぜか今も鮮明に覚えている。妻以上にセンシティブな夫の心理が透けて見えるシーンで、どこか印象的だった。「へぇ〜、こんなこともあるんだなぁ〜」と、完全に他人事《ひとごと》として見ていた注射を、まさか自分が打つことになるとは思ってもみなかった。

卵子凍結や体外受精には、採卵までに卵胞を育てるために、排卵誘発剤を投与するための注射が必要になるのは、これまで説明してきた通り。回数は、生理の2〜3日目から12日目くらいまでの間に、4〜10回ほどと頻度が高くなるため、自分で注射ができるように「自己注射」を選ぶケースが多いのも先述の通りだ。

私が体外受精をためらっていた最大の理由は、採卵に対する恐怖感だった。採血の注射でさえ苦手な私が、卵巣に針を刺すことに耐えられるわけがないと思っていた。自分で自分に針を刺す自己注射も、想像しただけで、めちゃくちゃ怖い。もともと注射が苦手で、看護師に注射してもらう時も、針を決して見ることができない。そのため40歳近くなった今も、「すみません、注射が苦手なので」と言いながら、頭ごと、思いっきり別の方向を向いて、注射針を見ないように徹底するのが常である。

そんな自分には、自己注射は無理なのではないかと真剣に思っていた。医師は「足の爪を切るより簡単です」と言うが、「いやいや、そんなはずない」「だったらどれだけ楽か」と悪態をつきたい気持ちだった。そんな風だから、自分で打つよりは、たとえ待ち時間が長かったとしても、クリニックに通って看護師に打ってもらった方が良いかもしれないと考えていた。

だが、結論から言えば、私にも自己注射はできて、次第に注射をすることにも慣れていった。採卵に向け、私が打った排卵誘発の注射は、卵子凍結を行う際の自己注射としても広く使用されている「ゴナールエフ皮下注ペン」というペン型の注射。先端に毎回新しい注射針をセットし、ダイヤルを回して医師から指定された液量を設定し、腹部をアルコール消毒して、ゆっくりと注射する。

心配したのが針の長さと痛さだったが、ゴナールエフ皮下注ペンの場合、針が5ミリ程度と短い。病院で見かけるような注射器と比べると、かなり細い針で、最初に見た時は「あれ？　こんなに短い針なのか」と拍子抜けしたほどだった。

とはいえ、最初に注射する時は、緊張した。自分の皮膚に、自分で針を刺す。いくら短くて細い針と言えど、怖かった。最初に薬局のスタッフから、やり方の指導を受けたのだが、いざ針を刺す瞬間になると、ためらってしまう。スタッフから「大丈夫。ちくっとする程度ですから」と言われ、エイッと針を刺した瞬間の感想は、「あれ？　そんなに痛くはないな」。針を刺したまま、ゆっくりとボタンを押して、薬剤を注入する。そのまま針を刺した状態で、10秒カウントした後、針を抜いて終わりだ。

日によって、「今日は結構しみる感覚があるな」「ちょっと痛いな」という時もあったが、概《おおむ》ねそこまで心理的なハードルを持つことなく取り組めた。取材で話を聞いた女性たちからも、「思ったより痛くなかった」「3日ぐらいで慣れた」という声が多く聞かれた。心配なら看護師に打ってもらうこともできるが、一度やってみると、「これならできる」と思う人も多いかもしれない。

ただ、自己注射はゴナールエフで終わりではなかった。1週間に一度、卵胞の発育具合を超音波検査で確認し、採卵日が決まると、排卵を促すhCG注射を打つ必要がある。卵胞が18ミリ前後まで発育したところでhCG注射を打つことで、意図的にLHサージ（脳下垂体から排卵を指示するLHホルモンを大量分泌させること）を起こし、卵子を受精可能な状態に成熟させ排卵を促すのだ。hCG注射をしてから排卵するまでの時間は36時間〜40時間前後のため、採卵2日前の時間指定されたタイミングでhCG注射をする。

採卵は一般的に午前中に行われることが多いため、hCG注射は22時前後に時間指定されることが多いようだ。私も採卵2日前の22時に、hCG注射を腹部に打った。このhCG注射だが、ゴナールエフと比べると、針が太くて長い。長いといっても1・2センチほどだが、素人からすれば「うわ……こんなに太くて長い針を刺すのか……」と、かなり憂鬱だった。

その日はお風呂に入り、22時前からスタンバイするも、注射針を持ったまま数分、針を刺すのを躊躇《ちゆうちよ》。眉間にしわを寄せながら、「これを打ったら注射は終わりだから、頑張ろう」と思って何とか打ったのだが、何と注射はまだ続いた。

採卵日を含め5日間は、卵巣過剰刺激症候群（OHSS）を抑えるための自己注射を処方され、採卵4日後までは注射を打つ必要があったのだ。その注射も、hCG注射と同様、針が太くて長い。看護師からは「この注射が一番痛いかも」「この注射だけ日本製じゃなくて、ちょっと針のつくりが粗いんですよね」と言われ、「嘘でしょ……助けて」と思ったが仕方がない。名前も「ガニレスト」と、どことなく怪獣を彷彿とさせるような物騒な響きだ。いろんな意味で、〝ラスボス〟感がすごかった。この注射が一番、針が皮膚に入っていく感覚が強くて苦手だった。「夜になると〝あれ〟を打たないといけないのか……」というのがストレスになっていた（巻末写真参照）。

一方で毎回、針を刺す瞬間、「嫌だなあ、怖いなあ」「どうか痛くありませんように」と思いながらも、「この針を自分自身に刺して、注射を打てた」ということが小さな自信になっていった。「あれ？　私、針が皮膚に入っていくところを冷静に見られているぞ？」というところから始まり、「刺す時はちくっとするけど、皮膚に入っていく時と、薬剤を注入する時は、あまり痛くないんだな」などと、冷静に分析できていることへの自信だ。変な話だが、注射を打つ回数が増えるたびに、「できることが増えた」「苦手なことをちょっとだけ克服したかも」という手応えのようなものを感じるようになった。

同時に、自分の腹部に連日針を刺して薬剤を注入することに対し、「こんなに注射して薬を投与して、私のお腹、本当に大丈夫なのかな」という不安もあった。卵を育てるための注射をして、排卵を促す注射をして、今度は副作用を抑える注射をする。お腹には無数の穴（注射の跡）があいているように思えた（実際には跡はすぐに消えるのだが）。

なお、私が打った注射の薬剤は全て、冷蔵庫で保管する必要があった。そのため夏場だったこともあり、クリニックに行ったら、なるべく早く家に帰って、冷蔵庫に入れるようにしていた。薬剤は、保冷剤をつけてクーラーバッグに入れて渡してくれるが、それでも特に夏場となると、何時間も外にいるというわけにはいかない。通院の後、出社しなくてはいけない人は、職場の冷蔵庫に入れるか、保冷剤を多めに入れたクーラーボックスなどを用意して入れておくなどの対策が必要になるが、いずれも他人の目が気になることもあるだろう。細かいところだが、この「注射用の薬剤を冷やさないといけない」点も、仕事との両立においてストレスになる部分だなと感じた。

## 心臓バクバク、ど緊張で臨んだ採卵手術

卵子凍結や体外受精において、最もハードルが高く負担が大きいのが、採卵手術だ。長い採卵針を膣の奥に差し入れ、左右にある卵巣を刺す。そして卵子が入った卵胞一つひとつの内溶液を吸引採取し、卵子を体外に取り出す。この過程について説明されたイラストなどを見るにつれ、いよいよ本格的に「これは私には絶対にできない」と思っていた。先述の通り、採卵の怖さゆえに、長らく体外受精をやってみようとは決断できなかったのだ。

だが、結論から言えば、手術自体は〝思ったよりは大丈夫〟だった。

どれだけ「怖いなあ」「耐えられるかなあ」と不安に思っていても、薬の服用や自己注射などを続けるうちに卵胞は育ち、採卵に向けた身体の準備はどんどん進んでいく。取材した実感としては、採卵の痛みは個人差が大きい印象だった。ただ中には〝失神するほどの痛み〟という強烈な話もあり、私ならパニックになってしまうかもしれないと本気で思っていた。「痛かったらどうしよう」という恐怖から、SNSなどで採卵を体験した人の声を拾い読みしては、さらに不安が増幅。特に夜中のスマホ検索は、良いことなど一つもないと分かっていながら、採卵を控えた不安な心情の中では、ついつい見てしまう。〝検索魔〟になる人の気持ちが分かった。

採卵2日前、先述のhCG注射を打った辺りからは、「ここまで来たからには、もうやるしかない」という気持ちになっていた。短時間で済む日帰り手術とは言え、人生で初めての手術。まさか自分が手術をすることになるなんて。個室で手術着に着替えて採卵室に入った時は、心臓が口から飛び出そうなぐらい、緊張がマックスになった。手術に使う器具などが目に入ったら、余計に恐怖が増幅すると思い、極力伏し目がちに、内診台のような、脚が開く形状になった台に横になる。隣では看護師が、「大丈夫ですよ〜」と言いながら、手際よく準備を進めていた。

私が採卵手術を行ったクリニックは、採卵予定の数にもよるものの、基本的には静脈麻酔と局所麻酔を併用するスタイル。静脈麻酔は軽めで、点滴で鎮静剤を投与後、寝る人と起きている人が「半々ぐらい」と聞いていた。起きていたとしても、静脈麻酔の鎮静効果でリラックスした状態になるという。「いやいや、起きている状態で針が入ってくるなんて無理」「お願いだから寝させてください」と思ったが、麻酔の効き方は、個人や体調によっても変わるため、「その時になってみないと分からない」と説明されていた。

台に横になると、麻酔の投与にあたり、心拍や血圧を測る機械が取り付けられる。すると心拍数を測る機械音が聞こえてくるのだが、心臓が飛び出しそうなほど緊張していたため、ピコンピコンピコンと、すごい速さで機械音が鳴っていた。看護師が「あらら、これはかなり緊張しちゃってますね〜」と反応する。こんなに緊張していると、手術中にパニックになるんじゃないかと不安になる。いざ採卵が始まるまでに、どうにかして落ち着けないものか。私は恥を忍んで看護師に、「どうかできるだけ早めに、静脈麻酔の薬を入れてほしいです……」とお願いした。看護師は一瞬戸惑っていたが、ただならぬ空気を感じたのか「分かりました」と頷《うなず》いてくれた。「通常は先生が作業を始めたところで麻酔の投与を開始しますが、今回は先生が部屋に到着した段階で投与を始めましょう」と言ってくれた。「ありがとうございます……」と声を振り絞ると間もなく、医師が部屋に到着し、麻酔の投与が始まった。

手術は、こんな順序だ。まずは器具で膣口を広げ、膣内を消毒。膣口を広げる時には、嫌～な鈍痛があり、どうしても「イタタタ」と声が出てしまう。消毒も痛いのではないかと思っていたが、温かいお湯のような液体が少し入ったかな？という感覚で、痛みはゼロだった。その後、局所麻酔。看護師から「ちょっとちくっとしますよ～」と言われて身構えたが、私の場合は無感覚だった。「あれ？　意外と大丈夫かも？」と思ったのは、この時だ。

気づけば採卵に移っていた。何が行われているのかは感覚的には分からないが、医師の隣にいる培養士が「○個目です」とカウントしている声で、「あ、もう採卵に移っているんだ」と思った。手術中は全く眠れず、意識ははっきりしていたのだが、局所麻酔が効いたようで、痛みはそこまで感じない。時折、針が刺さっていく感覚を感じたり、下腹部の奥でちくっとする痛みがあったが、耐えられないほどではなかった。局所麻酔以降は、起きてはいるものの、膣や子宮周りの感覚はあまりなかった感じだ。

静脈麻酔の鎮静効果が大きかったのか、「思ったほどは痛くないです」と、隣に立つ看護師に話すぐらいの余裕はあった。とは言いつつも、無意識のうちに、看護師の手をぎゅっと強く握りしめていた。「大丈夫ですよ～」「呼吸を意識してね～」「もうちょっとだけ頑張ってね～」と、優しく落ち着いた看護師の声に随分助けられた。

手術は10～15分で終了。始まる前は、「とはいえ長く感じるんだろうな」と思っていたが、実際には「え、もう終わりですか？」と言ったほど、あっという間だった。終わったと知った時の解放感たるや……。ついに終わった。私にも採卵ができた。そんな気持ちだった。

術後は、30～40分程度、採卵室の台の上で休み、その後1時間は回復室と呼ばれる個室のベッドで休んだ。だんだんと麻酔がとれ、下腹部に生理痛のような重い痛みを感じたが、そこまで強いものではない。ロキソニンを飲んだら普通に過ごせる程度だった。


麻酔をするにあたり、当日は朝から絶食で、水分もとってはいけない。それもあって、術後しばらくしたら、空腹感を感じていた。副作用を抑えるための自己注射について説明してくれた看護師に何気なく、「今日この後、何か食べて帰ろうと思うんですけど」と言うと、「あら、何を食べる予定ですか？　極力、消化の良いものにしてくださいね」と言われる。「えっと、うどんとか……」と言うと、「うどんなら大丈夫ですが、塩分をあまり摂らない方が良いので、汁はあまり飲まないように。あと天ぷらは消化が悪いので、控えてくださいね」とのこと。「採卵後の食事制限はなし」としているクリニックも多いため、「あれ？　そうなのか」と驚いた。だが翌朝以降、看護師の言葉の意味が分かった。

「これはちょっと、しんどいな」と感じたのが、採卵翌朝以降の数日間だ。翌日の朝、目が覚めると、お腹が張っているような感覚があり、下腹部がチクチク痛む。食欲もあまりなく、おにぎり1つを食べるのがやっとという感じだった。少し歩くと息が上がるし、頭に綿が詰まったようなぼーっとした感じだ。明らかにいつもとは違う体調の変化を感じた。ああ、これが卵巣過剰刺激症候群（OHSS）というやつか、と思った。

採卵までに、注射や内服薬を連日摂取して卵巣を刺激。採卵では卵巣に針を刺し、その後は副作用を抑えるための注射に内服薬。卵巣過剰刺激症候群とは名前の通りで、明らかに卵巣を過剰に刺激したことによる副作用だ。「あれだけ薬を投与して、針も刺して卵巣を刺激したんだから、普段と違う状態になるのは当然だな」と、妙に腹落ちした。卵巣にかなり無理をさせてしまったような気がして、「ごめんごめん」と下腹部をなでた。

私の場合、副作用としては、のどが渇く、食欲がない、腹部膨満、下腹が痛い、ウエストがきついという症状が出た。数日間は食欲がなく、頑張って食べようとしても、普段の3分の1~半分の食事量で満腹になる。毎晩の晩酌は欠かさないたちだが、お酒も飲みたいと思わず、飲み物はお茶や水にした。

これらの症状を和らげるために、「これで何度目だろう」と思う注射を5日間にわたって打ち、「何種類目だろう」と思う内服薬を連日飲む。採卵に伴う一連の過程は、身体のサイクルを完全に「薬でコントロールする」という感じで、「本当に薬漬けだなあ」と思った。安全とされている医療技術とは分かっているが、普段から健康体で風邪もほとんど引かず、薬を飲むこと自体あまりない私は、「こんなに薬を飲んで注射して、私の身体、大丈夫なのかな」という不安がどうしてもついてまわったのが正直な感想だ。

ちなみに私が通ったのは、今住んでいる高知県にあるクリニックで、担当医師は男性。クリニックに在籍する医師の数が少ないというのもあるが、最初に相談に行った時点から、一貫して同じ医師に診てもらった。都会に比べると待ち時間は少ないだろうが、それでも平日の日中なども多くの女性が訪れており、20代と見られる若い女性も多かった。

男性医師は淡々とした雰囲気で、患者数も多いためか、説明も必要最低限という印象。最初はドライなタイプかなと思ったが、通院するうちに親身になってくれている様子が伝わってきたし、信頼できる先生だなと思えた。私の場合、不妊治療の医師に、「寄り添ってほしい」という気持ちはなく、むしろ淡々としている方が良いと思っていたが、時折親身になってくれると救われる部分も大きかった。不安なことがあってクリニックに電話しても、必ず医師本人が当日中に、直接折り返してきちんと説明してくれる。患者の緊張を察して、適度に和ませる配慮もしてくれる。クリニックのグーグルの口コミは評価が低く、最初は覚悟して行ったのだが、「ここにして良かった」「この先生で本当に良かった」と思えた。

それにしても、不妊治療の医師というのは、相当に神経を使うであろう、大変な仕事だと思う。お腹に命を宿らせるという大役を預かる仕事で、一喜一憂する患者に日々向き合う。ある程度、淡々とした姿勢でないとやっていられない部分もあるだろうなとも思った。

朝から晩まで、ひっきりなしに患者が訪れ、隅々まで明るい無機質な空間で、診察に処置にと追われる。時折、時間と心に余裕があるタイミングなのか、医師から「僕は釣りが好きでね、休みの日は釣りに行くんだけど、こないだは県境の渓谷に行って……」「飼ってる猫がね」などと、プライベートな話題が出た時には、「ああ、この人もちゃんとリフレッシュする時間を持てているんだな、良かった良かった」などと勝手に安心したりしていた。

卵子凍結や不妊治療においては、クリニック選びも大切だ。知人が通っていたなどリアルな口コミを得られる場合以外は、主にネットなどの評価に頼る場合も多いだろう。だがクリニックの方針や担当医師が合うかどうかは、人によっても変わってくるところだ。それゆえにネットの評価だけを鵜呑みにするのではなく、実際に自分で体験してみての感覚を信じた方が良いと思う。

## 「卵が帰ってくる」

採卵からひと月経った真夏のある日、私は受精卵を子宮に戻す「胚移植《はい》」を行った。

卵子凍結では、採卵で体外に取り出した卵子をそのまま凍結させるのに対し、体外受精では取り出した卵子をすぐに、精子と受精させるステップに進む。具体的には、シャーレなどの容器に入れた培養液の中で、卵子と精子を混ぜ合わせる「媒精」と呼ばれる処理を行う。それから16〜18時間後、受精しているかどうかの判定が行われる。

その後、正常な受精卵をさらに培養し続けると、細胞数が増えていき、「胚」と呼ばれる状態に発育する。子宮に戻せるのは、受精卵から細胞分裂が進んだ、この「胚」と呼ばれる状態のもののみだ。どれだけ採卵で卵子の数が取れたとしても、胚にならないと子宮には戻せず、そこでリセットということになる。これは凍結卵子を使った体外受精であっても同じことだ。

医師は採卵後、「ここからはもう、〝あの人たち〟に任せるしかない領域です」と言った。〝あの人たち〟というのはつまり、精子と卵子のことだ。体外受精の場合、受精のステップにおいて人の手が入るのは、培養液の中に精子と卵子を入れるところまで。その後、受精するかどうか、受精したとして細胞分裂が進むかどうかなどは、神のみぞ知る領域になる。「そうか、体外受精であっても、受精から先は、人の手を介すことができない領域なんだな」と思った。同時に、「受精には手を出せない」ということに対し、どこかほっとした自分がいた。いくら生殖医療と言えど、一番〝本丸〟の部分には人の手は出せないのだということに対し、妙に安堵したように思う。

私は一度の採卵で合計13個の卵子が取れ、そのうち受精卵になったのが7個、胚の状態になったのが6個だった。そして6個のうち、子宮に戻せる〝合格点〟に達したのが3個ということだった。この3個を、「受精卵凍結」として凍結し、子宮に戻すタイミングで融解して、移植する。その後、約1週間~10日前後で妊娠しているかどうかの判定となる。

何個が胚になったのかという結果を聞くのは、採卵から10日ほど経った日だったのだが、さすがにドキドキした。あんなに頑張って臨んだ採卵で、もし一つも胚になっていなかったらどうしよう。その場合、果たして私は、2度目の採卵に耐えられるのだろうか……。そんな不安がよぎり、落ち着かなかった。

結果的に、「上出来です」という医師の言葉を聞いて安堵したのだが、胚を子宮に戻したとして、妊娠するかどうかは全くの未知数だ。そして妊娠したとて、無事に出産までたどり着けるかどうかという道のりもある。体外受精によって、自分の卵子が胚になるまでの各段階を、細分化して確認したこともあり、「妊娠・出産って、本当に奇跡なんだなあ……」と実感した。

胚を子宮に戻す周期は、採卵周期とは打って変わって、穏やかなものだった。注射もないし、内服薬を飲む程度。「ほどほどなら、お酒も飲んでいい」と言われ、「やった〜！」という解放感に包まれていた。真夏の暑い時期だったこともあり、日課の晩酌を控えないといけないことは、私にとっては結構なストレスだったのだ。「いつも通りの生活で全然大丈夫ですから」と医師に言われ、移植までの間は、特に何に気をつけるということもなく、普段通りの生活を送った。

そして迎えた、胚を子宮に戻す「胚移植」の日。移植は、ものの数分で終わった。超音波で確認しながら、細いカテーテルを子宮に入れる。カテーテルの先端が、子宮内膜の厚くなっているところに確実に位置するようにして、胚移植を行うらしい。「移植時に麻酔はない」と聞いて、小心者の私はまたもビビっていたのだが、特に痛みを感じることもなく、あっという間に終わり、「こんなにすぐ移植できるものなんだ……」と感心した。

胚移植を終えた日は、「やれることはやったぞ！」という大きな達成感に包まれていた。「結果はどうあれ、とりあえず今できることをやった！（私、エライ！）」「私にも体外受精というものができた！」という晴れやかな気持ちだった。

胚移植の前にも「痛かったらどうしよう」などと緊張していた私は、手術着に着替えて部屋で待機している際、自分の気持ちを移植に向けて整えるためにも、夫にこんなラインを送っていた。

「卵が帰ってくるんだ、お父さんにしてあげるんだ、お母さんになるんだ」

結果がどうなるかはさておき、いわば、胚を迎えるにあたっての決意表明のようなものである。確かに胚移植に臨む時、私には「卵が（お腹に）帰ってくる」という感覚が強くあった。卵が帰ってくるんだから、しっかりしないと。卵が帰ってくるんだから、できるだけリラックスして、卵が居心地良いように環境を整えてあげないと。そんな気持ちだった。

夫は、このラインが強く心に残ったらしい。

「女の人にとっての卵子って、〝自分の分身〟みたいなものなんだなって思った」と後に聞いた。夫には体外受精に臨むにあたっての、ほぼ全ての感情を共有し、注射の際も毎回、傍で見てもらっていた。注射が怖い、採卵が怖いという感情も分かち合いたかったからだ。そんな中で、〝卵子＝どこか愛おしい存在で、大切なもの〟という私の気持ちが伝わってきたところがあったという。

「男の人にとって精子は、自分の目で見ることもあるし、（1回の射精で出る精子の）数も多いから、そこまでの思い入れはない気がする。でも女の人にとっての卵子は、普段見ることがないのもあってか、すごく大事なものなんだなって実感した」

最初にそれを聞いた時、すぐにはピンと来なかったのだが、振り返れば確かに〝卵子＝私の分身〟的な感覚はどこかにあったかもしれない。採卵に向けて、連日注射を打ったり薬を服用したりしている過程は、「お腹の中にある〝卵〟を育てている」という感覚が強かった。そして採卵によって、お腹の中で育った卵を、初めて自分の目で見る。正しくは直接目にするのではなく、クリニックからもらう写真で目にするのだが、それは初めて目で見る〝自分の卵子〟なのだ。「これが私の卵なんだ……」という不思議な感覚があった。

モデルでタレントの前田智子さんが、「女の人にとって、採卵って、出産経験に近いのかもしれません」と言った言葉が、とても心に残っている。出産をしたことはないが、採卵を経験して、私もその言葉に強く共感した。うまく言葉で説明できないが、採卵の一連の過程を経験して、私にも何かの〝スイッチ〟が押された感覚があった。

受精卵になり、細胞分裂が進んで胚の状態になった写真も、夫と一緒に見た。「これが赤ちゃんになるかもしれないのか……」と、何とも不思議な気持ちになったのを覚えている。同時に胚＝〝ここまで育ってくれた、大切なもの〟という実感も湧いた。卵子のみの様子、精子のみの様子、そして受精してからの様子と、各段階を目で見て感じられるのは、体外受精だからこそできる体験だ。

私にとって、体外受精に臨んだ一連の過程は、たとえこの先、産んだとしても産まなかったとしても、初めて本気で自分の身体に向き合った期間だったと思う。生殖機能にまつわるいろんなことが初めて数値で可視化され、産むかもしれない未来を初めてリアルに思い描いた期間でもあった。

少なくとも私は、自分の卵子に思いを馳せることなんて、これまで一度たりともなかった。毎月生理が来るたびに「あ〜、またこの期間が始まったか」「めんどくさいな」と憂鬱な気持ちになる程度だった私が、「卵を育てている」「卵が帰ってくる」という感覚になるなんて、自分でも驚きだ。生まれて初めて、こんな気持ちを味わえただけでも、「やって良かった」と思える自分がいる。

## キャリアか出産か、悩ましい〝産み時〟

いわゆる出産適齢期とされる年齢と、働き盛りの時期とが重なることは、女性の社会進出に伴って表面化してきた問題だ。女性も職を持ち、社会に出て働くことが、当たり前のこととして育った今の20~30代。多くの女性が、自分のキャリアを広げる一方で、出産を機に仕事をセーブしたり、思うように働けなくなったりする先例も、少なからず目の当たりにしているはずだ。

こうした影響もあってか、「妊娠して出産すると、キャリアが戻らないのでは」と心配する声も何人もの女性から聞いた。「子どもが産まれると、人生が不自由になるイメージが強い」という声も少なくない。そんな理由から、出産について結論を出すのを先延ばしにしたり、将来に選択肢を持つ目的で、卵子凍結を選択する女性も多い。晩産化が進む中、「医療技術によって、30代後半からでも産めるようになるなら、より一層そうなっていくんじゃないか」という声もある。

「長い人生、仕事はもしかしたら、後から取り返せるかもしれないと思う」

少し違った視点で、キャリアと出産について語るのが、3人の子どもを育てながら、フルタイムで働く39歳の女性だ。女性は大学を卒業後、大手コンサルティング会社に就職。翌年、24歳で1人目を出産したのを機に、仕事から離れ、33歳までの10年間、子育てに専念してきた。1人目を出産以降、26歳で2人目、その後29歳で3人目を出産したのは、「若くして一度キャリアが途絶えて、産む流れになったことも大きい」と話す。

同年代では、圧倒的に早い時期での妊娠・出産。想定より早い時期での妊娠だったこともあり、子育てに専念している時期は、仕事に邁進する友人らの姿が眩しく見えることも多かった。社会に出て活躍する同世代を羨ましく思い、焦りも感じた。「私も早く仕事に復帰したい」という気持ちを何とか抑えながら、子育てに取り組んだ時期も長い。それでも振り返れば、子育てで得られたものは、何にも代えがたいほど大きかった。

「今振り返ると、早めに産んで良かったと思うことはたくさんある。身体的に自然な時期に産めたから、妊娠・出産もそんなに大変じゃなかったし、子育ての体力も十分にある。ジジババ（父母）も若いから、孫と一緒にたくさん遊べる。子どものことを考えても、早めに産めて良かったと思う」

心からそう思えるようになったのは、子育てが少し落ち着いた33歳で、仕事に復帰してからだ。知人の縁もあり、未経験ながら、システム系の職種に飛び込む機会を得た。「やっと私も働ける」と、嬉しかった。

実に10年ぶりの社会復帰。長いブランクがあった上で、ゼロから学ぶ新たな仕事だ。思うようにできず、もどかしい思いをする場面も多かったが、それは折り込み済みでもあった。周りを見渡せば、子育てで仕事を離れることがなかった同世代が、順調にキャリアを積んで活躍している。「同じぐらいの歳で、こうも違うか」と、正直、プライドが傷つく場面も少なくはない。

「今は、同世代のキャリアに追いつけるように、必死で頑張っているところ。子育てで仕事から離れたブランクを考えたら、20〜30代でしっかりキャリアを積んできた人には勝てないなと思う。この先もし、同世代のキャリアに追いつける時が来るとしたら、その時、本当の意味で、〝早く産んで良かった〟って思えるんじゃないかな」

実は彼女は、大学の同級生だ。23歳での妊娠、24歳での出産は、同級生の中でもトップバッター。「こないだも会社に泊まっててん」と、新卒で入った会社の激務ぶりについて、関西弁で楽しそうに話していた姿が思い起こされる。タフな彼女らしいなと思いながら話を聞いていたところが一転、「妊娠した」と聞いて驚いた。もちろん嬉しいニュースだったが、「社会に出たばかりなのに、何でそんなに早く」という気持ちも、正直あった。これからじゃないか、希望の会社にも入ったばかりなのに、もったいない、と。

それから15年経った現在。ある夏の日、仕事復帰して5年経つ友人と、15歳になった彼女の長女と共に、焼肉を食べに行く機会があった。肉を焼きながら、会話は自然と仕事の話になり、友人は娘がいる前で、仕事の悩みを打ち明け始めた。

もともと他人に対して、「自分を良く見せよう」というところがない女性である。たとえ子どもの前であろうと、あくまで素のまま、本心を本音で語る。それでいて、密かに静かに、努力を重ねるタイプだ。彼女のこんなところが、業界未経験ながら、入社3年4カ月でマネージャー職に抜擢された所以《ゆえん》なのかなとも感じる。彼女自身は「同世代のキャリアにはまだまだ追いつけない」と言うが、そうやって己に対してシビアな視線が周囲からの信頼度を高めると思うし、彼女の強さであり、魅力でもある。私から見れば、すでに十分、同世代のキャリアに追いついていると思うし、何なら超えているとも感じるのだが、それを決して認めようとはしないのも彼女らしいところだ。

そんな友人が、娘を前に「お母さん、今こんなことで悩んでんねん」と、あっけらかんと仕事の悩みを話す姿を見て、衝撃を受けた。私が勝手にイメージしていた、世間の〝お母さん像〟と、あまりにかけ離れていたからだ。どちらかというと、リアルな仕事の悩みといった話題は、子どもがいない場所を選んで話すイメージが強かった。

「ちょっと子どもの前で、ぶっちゃけすぎじゃないか？」という私の勝手な焦りをよそに、平然と話を続ける友人。そんな母に、「うん、うん」と相槌を打ち、「まあ大丈夫じゃない？」

と優しい目を向ける娘。互いを尊重し合い、どちらかが寄りかかり過ぎるということもない。二人にとっては、淡々としたありふれた日常の会話なのだろうが、なんて素敵な母娘関係だろうと衝撃を受けた。

それは子どもを産むと、人生が不自由になるんじゃないかなどというイメージとは、全く別次元の光景だった。圧倒的な存在がそばにいることの揺るぎなさと絆——。あれから15年後、こんな未来があったのかと心を揺さぶられた。

キャリアと子育てに邁進している今の彼女に、卵子凍結が広がっている現状についてどう思うか、聞いてみたいと思った。卵子凍結に臨む女性たちと、全く違うように見える境遇から、何を思うか。そして卵子凍結を考える人と、彼女との間に、何か違いがあるとしたら、それは何だろうと。

そう水を向けると、彼女から拍子抜けする答えが返ってきた。「いや、違いは全然ないよ」と言う。いわく、1人目を授かったことで、自然と2人目、3人目を産もうと思え、結果的に20代で3人の子どもを出産することになった。

だから今、卵子凍結を検討している人や、不妊治療をしている人が、〝結果的に、産むのが遅くなった人〟だとすれば、「そこに違いはないと思う」と口にする。「産むのが遅くなったとしても、それは別に全然ええんちゃう？　それに対して何か思うことは特にないよ」とも。

　私が仕事中心の日々を送り、彼女が子育てに追われる時期、久しぶりに顔を合わせても、「早く産んだ方がいいよ」的なことは決して言わなかった彼女らしい発言だなと思った。会うたびに、私の話を楽しそうに聞いてくれていた新米ママの彼女の姿が、今も心に残っている。たとえライフステージが全然違ったとしても、こうして居心地の良い関係を続けてこられたのは、彼女のそうした姿勢に助けられたところも大きいのだと、今になって気づく。

「ただ」と続けるのが、「今、妊娠や出産が、困難なものになってきているように見える」ということ。彼女は24歳と早い時期に産んだ一人として、今振り返ると「早めに産めて良かった」という思いがある。一方で、卵子凍結や不妊治療などが広がる現状を見ると、「そこまでしないといけない状況や、そうせざるを得ない環境があるとしたら、それは一体何なのかなと思う」とも呟く。

「その人が良い悪いではなくて、妊娠・出産のハードルが高くなっているとしたら、何がそうさせているのかなと。それはやっぱり、一度仕事から離れたら、後から取り返せないという思いから来てるんじゃないかな」

それを聞いて、これまで話を聞いてきた、たくさんの女性たちの顔が思い浮かんだ。確かにそれは、彼女たちに一貫している思いであり、私自身も実感してきたことだ。

彼女は、「もしそうだったとしたら」と、こう続ける。

「その延長線で、卵子凍結の助成金の動きを考えると、果たして本当の意味で、女性のためになると言えるのかな？　確かに助成金は、今困っている人の救いにはなるかもしれない。でも根本的な解決にはならない気がする。私はやっぱり、適齢期に安心して子育てができて、その上で安心して仕事復帰できる環境をつくることの方が、長い目で見ると大切だと思う」

自然に妊娠・出産しやすい適齢期に、安心して子どもを産んで、子育てできる社会や環境づくり。それは〝男性の働き方に女性も合わせる〟というのではなくて、〝子どもをゆっくり育ててからでも、社会復帰は全然できる〟という社会や環境だ。

## 産もう、育てようと思える社会とは

女性の社会進出がどれだけ進もうとも、身体的な出産適齢期は、変えようがないものだ。人生１００年時代とも言われる今だが、「平均寿命は延びているが、閉経年齢は変わっていないことを忘れてはならない」とオーク会の船曳美也子医師は指摘する。

「女性の寿命が延びているのは、閉経の前ではなく、後の期間。90歳まで生きると思って、50歳まで誰でも産めると思ったらそれは間違いです」

基本的には何事も、「始めるのに遅すぎることはない」と思う。どんなことでも、自分が「やろう」と思えた時にスタートしたら良いと思うし、「何歳からでも始められる」という精神で人生を生きたい。

だが、こと妊娠・出産に関しては「何歳からでも」とはいかないのが現実だ。その意味で、女性にとっての、唯一のタイムリミットとも言えるかもしれない。タイムリミットが近づいていると知れば、焦るのは当然だし、「何かできることはないだろうか」と考えるのも自然なことだと思う。


私自身、採卵を伴う体外受精の一連の過程を経験する中で、「一体いつの間に、こんなことまでしなくてはいけなくなったんだろう」という複雑な心境を抱いた。それは不思議と、「もっと若い時に動いていたら」と後悔する気持ちではない。

子どもを持つことを考え始めたタイミングが30代半ばを過ぎた頃だったというのも、振り返れば自分たちにとっては自然なことで、「それも含めて自分たちの〝産み時〟なのだから、どんな結果でも受け入れよう」というのが率直な気持ちだ。

夫は「身体的な出産適齢期は過ぎたとしても、精神的には今が、僕たち夫婦の出産適齢期だと思える」と言った。私も身体的な出産適齢期と、精神的な出産適齢期、あるいは社会的な出産適齢期というのは、必ずしも一致するものではないことを実感している。実際、目の前にあるやりたいことややるべきことを追いかけていたら、やはりそれだけの時間がかかったのもまた事実で、それを後悔する気持ちはない。

それゆえに、出産適齢期や卵子の老化、不妊についての知識を早い段階から持っていたら、過ごし方が変わっていたかは分からない。結局今と似たような年齢まで、自分のやりたいことを優先して過ごしていた可能性も高いと思う。

だがやはり、これらの知識は「時すでに遅し」となる前に、なるべく早い段階から、男女ともに知っておくべきだと強く思う。知った上で何を選択するかは個人の自由だが、知った上で選ぶことと、知らないままに選択肢すらなくなっていることは、あまりに大きな違いだ。知ろうとすれば、ネット検索で何でも手軽に調べられる時代だが、これらの知識は〝調べないと出てこない〟情報であるべきではない。早い段階で知ることで、ライフプランが変わってくる人も多いはずだ。

不妊治療への理解が少しずつ広がり、不妊の経験を語る人も増え始めた今、「この先、自分は子どもを持てるだろうか」「将来に選択肢を残すために、何かしておいた方がいいのでは」と、漠然とした不安や焦りを感じている女性は多い。

少子化が加速する中で、不妊治療の保険適用をはじめ、育児中の子育て支援の拡充など、対策を強化しようとする動きもある。その延長線上で、〝将来の妊娠のために〟自治体や企業などが、健康な女性の卵子凍結を支援する動きに、心強さや頼もしさを感じる人もいるだろう。晩婚化や晩産化が進む今、将来に妊娠や出産の選択肢を残す卵子凍結に救われる人もいる。

もちろん、出産適齢期や卵子老化などの知識を持った上で、出産を先送りするのは個人の自由で、それも選択肢の一つだ。医療技術の進歩によって、それが選べる時代でもある。だが、卵子凍結で問題が全て片付くわけでは決してない。妊娠や出産を先送りにする傾向は、価値観の多様化もさることながら、パートナーやキャリアの問題など、そうせざるを得ない切実な理由があったりもする。

日本では、仕事をしている女性が子どもを持つタイミングが、とても難しいのが現実だ。早く産むとキャリアにさわり、産んだ後、自分がやりたい仕事を続けられるとは限らない。適齢期の20〜30代前半に仕事をペースダウンしたり、ブランクができたりすると、「キャリアが立ち遅れる」「元通りには働けない」という感覚を持つ女性が多いのも、産む選択を先送りにする大きな理由の一つだ。それは数々の〝先例〟を見ての実感だったり、〝稼ぎ頭の父親〟と〝家事育児を担う母親〟という伝統的な家族主義やジェンダー意識が未だにはびこっていることや、〝キャリアか子どもか〟の二者択一を迫られる女性が少なくないという現実もある。

実際、産む選択を先送りにすることで得られるキャリアがあるのが、今の現実だと思う。24歳での出産から10年間のブランクを経て、33歳で仕事復帰した先の女性が、「20〜30代でキャリアを築いてきた人には勝てない」という声も、現実を物語っている。子どもを育てながら仕事を続ける女性に、安心できるだけの保障を用意していないのが今の日本社会の現実だとも思う。だからどうしても、子どもを持つことを後回しにしてしまいがちな一面がある。

だがもし、キャリアを理由に、産む選択を先送りに〝せざるを得ない〟環境があるとすれば、それはやはり「おかしい」と声を挙げなければならないのではないだろうか。その文脈でいう卵子凍結は、皮肉なことに、〝女性の生理時計を、（男性）社会に合わせる技術〟とも言えてしまう。医療技術の進歩は喜ばしいことだが、産むのを先延ばしにできる技術の普及は、長い目で見れば良いことばかりとは限らない。女性の生理時計が変わりようのないものであることを踏まえると、やはり〝社会を、女性の生理時計に合わせる〟ようにシフトしていかなければならないのではないだろうか。つまり、産む選択を先送りにせずとも、安心してキャリアを築ける社会を目指すべきではないか。

キャリアか出産か、ではなく、どちらも平等に叶えられる社会。そして身体に負担をかけたり、多額の費用を投じたりせずとも、産みやすい時期に産んで育てることが、当たり前のように叶えられる環境。安心して産めて、安心して子育てができ、安心して仕事復帰ができる社会。いつ産むか、あるいは産まないかは、個人の自由であることを認めあえる社会。

子どもを持つことも持たないことも、結婚するのもしないのも、多様な性のあり方も、あらゆる生き方の選択が、当たり前のように認められる社会――。今の子どもたちが〝適齢期〟を迎える頃には、そんな社会が当たり前のように実現していてほしい、と切に願う。

# おわりに

「おやすみ私、その日まで」「今は産めない」「私を生きる」――。

この本のタイトルを考える時、候補として出てきた言葉たちだ。卵子凍結＝いつか使うかもしれない、あるいは使わないことを選ぶかもしれない〝その日〟まで、考えることも含めて〝おやすみ〟（待機あるいは休眠）させるもの。いまは産めない女性たちが選択するもの。他ならぬ私自身を生きるために選ぶ手段――。取材を通じてさまざまな話を聞くにつれ、「卵子凍結」というものには、その無機質な言葉の響きからは想像もつかないようなドラマやストーリーが詰まっていることを実感させられた。

恋人がいる・いない、結婚している・していないにかかわらず、いざタイムリミットが近づいて、妊娠や出産について焦りを感じたり、悩んだりしている女性は多い。実際、私もその一人だった。そして生き方や価値観が多様化する今の時代、もっと広く、産む・産まない、子どもを持つ・持たないということに対し、悩んでいる人もたくさんいると思う。

しかし、そうしたテーマはなぜか言葉にするのがためらわれがちだ。実際、誰かの妊娠や出産、子どもを持つことに対する考え方や選択について、きちんと言葉にして聞ける機会というのは、意外とないものだということを実感している。

振り返れば、親からも、真正面からは聞いたことがないし、身近な人にこそ本音が話しづらい・聞きづらいテーマだったりもする。子どもを持つ、あるいは持たないことについて、あえて言葉にしない人も多いだろう。それゆえに、とても深く根源的なテーマであるのに、どう考えたら良いのかが分からない。子どもがほしいのかどうかも、本当のところではよく分からない。私自身、そんな期間が長くあったように感じている。

今年1月で39歳になった私は、この本の取材・執筆の期間(38歳)が、これまでの人生で最も、妊娠や出産、子どもを持つことについて考えさせられた時間だった。自分の年齢的に、これまでどこかで後回しにしてきたことと、真正面から向き合わざるを得なくなったというのも正しい。同世代の女性たちへの取材や対話を通じて、勇気付けられたり、励まされたり、どこか背中を押されたような気持ちにもなった。結果的にそれが、一歩を踏み出すきっかけにもなった。

そして、このとてもセンシティブなテーマについて、自分自身の考えや体験を、「誰かの役に立つなら」と、等身大の言葉で語ってくれる女性たちを前に、目が覚めたところもあった。それは一取材者として、ただ人の話を聞いてまとめるだけではなく、妊娠や出産が一筋縄ではいかないものになってきている同世代の一女性として、自分自身の葛藤や迷い、気持ちの変化も、正直に言葉にして綴ろうと初めて思えたのは大きな転機だった。

卵子凍結や妊娠や出産といったテーマは、多くの女性にとって、すぐには答えが出ないものだったり、時には難しさや戸惑いを感じたりもするものだと思う。ため息をつきたくなる時だってあるだろう。そんな時こそ、この本を手にとってほしいと思う。

卵子凍結をするかしないか、産むか産まないか、究極のところ、そんなことは大した問題じゃない。それよりも、自分が自分らしく、自分を生きるための選択の方が、よっぽど大事だと思う。この本に出てくる女性たちのエピソードは、そんな一番大事なことを、私に教えてくれた。

この本を読んだ後に出るため息が、前より少し、明るく軽やかなものになってくれたら、こんなに幸せなことはない。ため息が出ても、また思いっきり息を吸って、次の一歩を踏み出そう。だって、私を生きるのは、他ならぬ私自身なのだから。

最後に、取材に心を寄せてくださった当事者の女性たちに、心からの感謝と敬意を送ります。そして日々、第一線の医療現場で患者と向き合う中での実感や分析を寄せてくださった医療従事者のみなさま、専門知識に裏付けされた豊富な知見を寄せてくださった生殖医療の識者のみなさまにも、深く感謝いたします。

また、この本をつくるきっかけを与えていただき、最後まで粘り強く並走してくださった朝日新聞出版の書籍編集者、斎藤順一さん。進むべき道筋を的確に示しながら、心を込めてこの本をつくってくださったこと、感謝に堪えません。そして、卵子凍結のテーマを最初に取材するきっかけを与えていただいた「AERA dot.」編集長の鎌田倫子さんにも、心から感謝いたします。

さらに、本書のデザインを手がけていただいた鈴木成一さん、岩田和美さん、校閲を担当いただいた会田次子さん、深く御礼申し上げます。

本づくりに関わってくださった、すべてのみなさまに感謝を込めて。

松岡かすみ

2025年1月

## 参考文献


『生殖医療の衝撃』
（石原理著、講談社現代新書、2016年）

『1冊でぜんぶわかる！ 卵子凍結完全ガイド』
（香川則子監修、扶桑社、2022年）

『私、いつまで産めますか？』
（香川則子著、WAVE出版、2015年）

『教科書にみる世界の性教育』
（橋本紀子・池谷壽夫・田代美江子編著、かもがわ出版、2018年）

『出生前診断の現場から 専門医が考える「命の選択」』
（室月淳著、集英社新書、2020年）

『選べなかった命 出生前診断の誤診で生まれた子』
（河合香織著、文藝春秋、2018年）

「令和5年度 卵子凍結に係る費用の
助成対象者向けオンライン説明会」発表資料
（東京都）

日本産科婦人科学会ウェブサイト
「ノンメディカルな卵子凍結をお考えの方へ」


この他に、関連の新聞記事や報道番組、「東邦大学医療センター 大森病院 産婦人科」「はらメディカルクリニック」「医療法人オーク会」をはじめとした、産科・婦人科を有する医療機関のウェブサイトを参照しました。

## ❶ 減少する卵子

日本産科婦人科学会の動画「ノンメディカルな卵子凍結をお考えの方へ」より

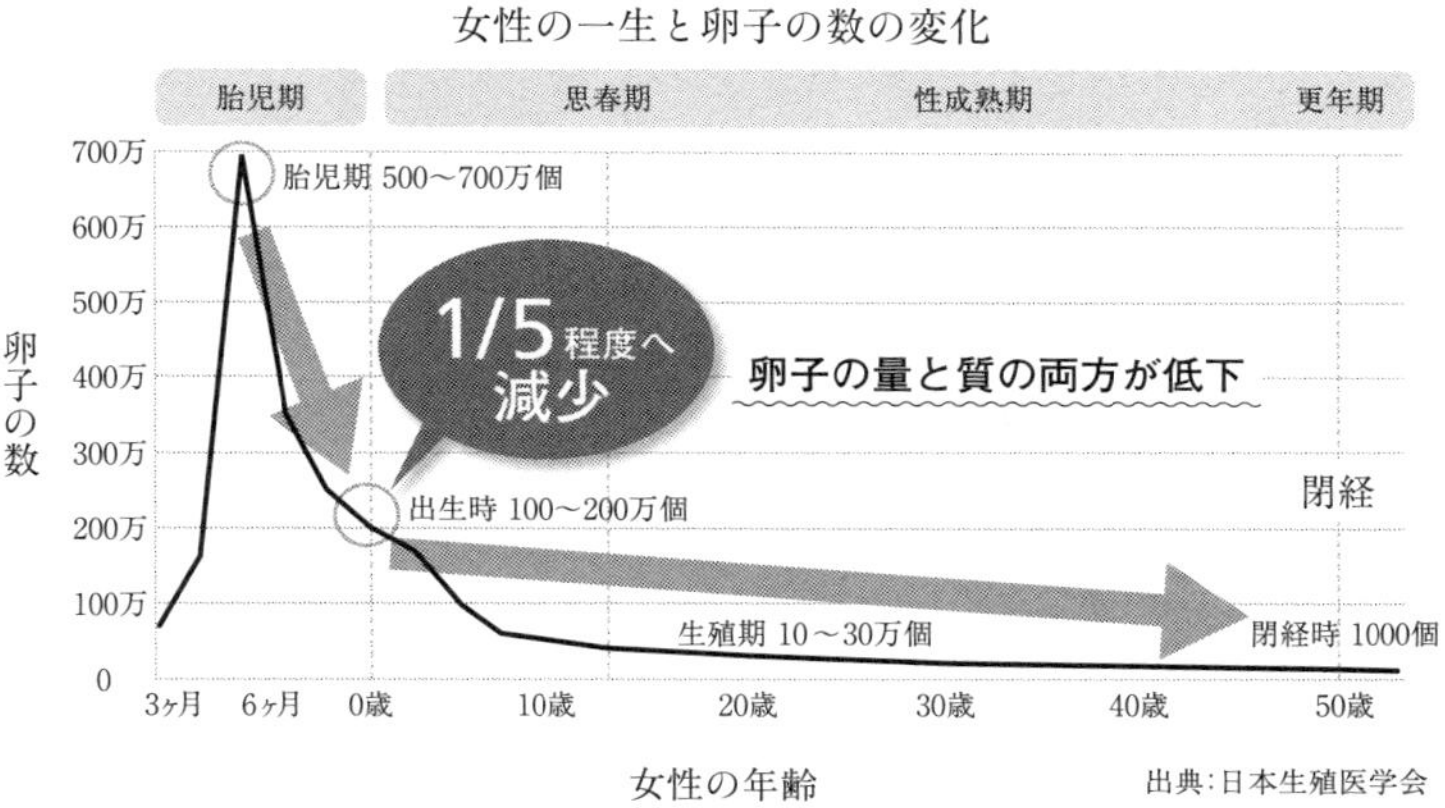


出典：日本生殖医学会
生殖医療の必修知識2020をもとに作成

## ❷ 採卵の方法

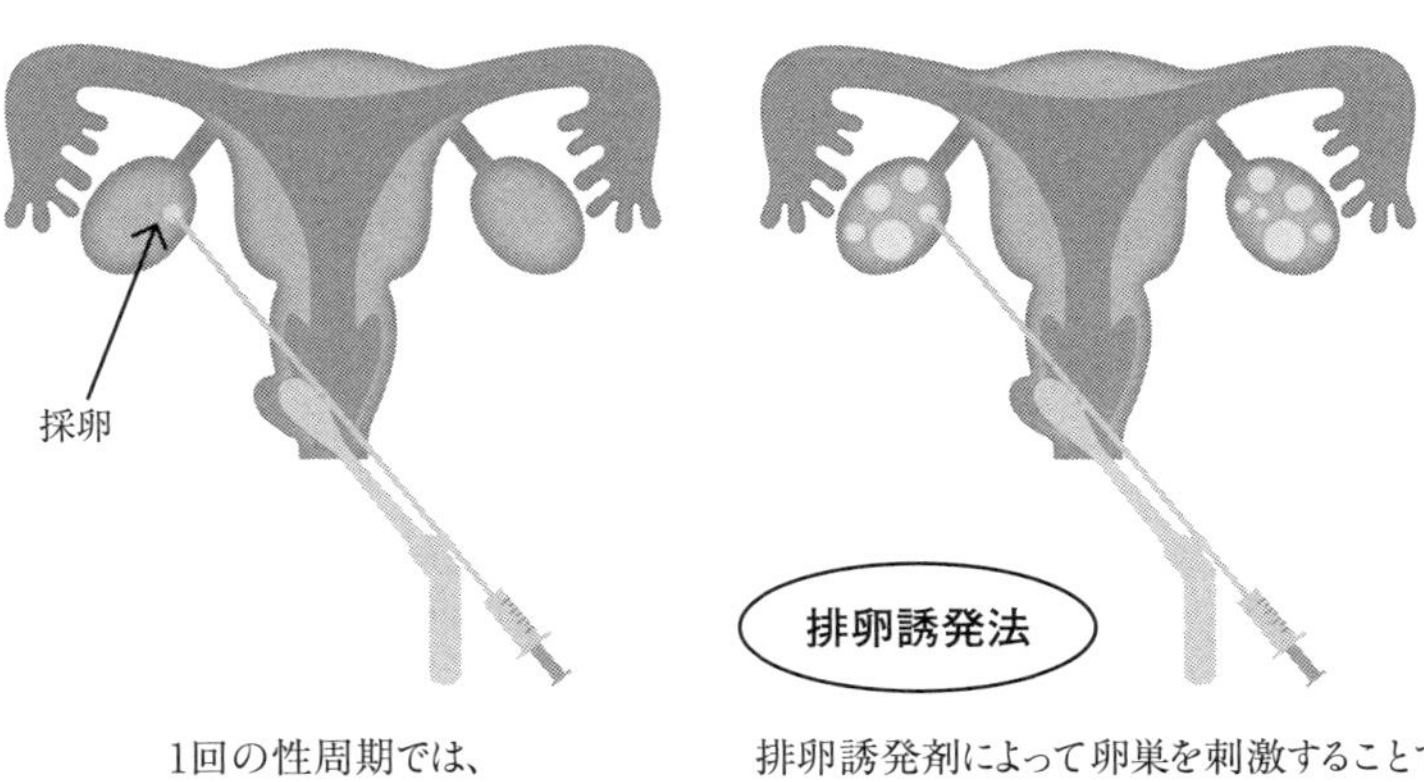


1回の性周期では、
1個か2個の成熟卵子が得られる

排卵誘発剤によって卵巣を刺激することで、
数個から10数個程度の成熟卵子が得られる

## ❸ 卵子凍結にかかる費用一覧の例 出典：はらメディカルクリニック 2025年2月現在

| | |
|---|---|
| AMH（卵巣予備能）検査 | 7,700円 |
| 初診日（検査・診察） | 42,243円 |
| 採卵までのホルモン検査・超音波検査 | 14,300円 |
| 排卵誘発 | 約30,000〜100,000円 |
| 採卵手術卵0個の場合 | 49,500円 |
| 採卵手術卵1〜2個の場合 | 140,250円 |
| 採卵手術卵3〜5個の場合 | 176,000円 |
| 採卵手術卵6〜10個の場合 | 202,400円 |
| 採卵手術卵11〜20個の場合 | 228,800円 |
| 採卵手術卵21〜30個の場合 | 255,200円 |
| 採卵手術卵31個以上の場合 | 281,600円 |
| 卵子凍結（1個を3年間凍結保存した場合） | 11,000円 |

### •凍結卵子を使って受精・培養・胚移植する場合の費用一覧の例

| | |
|---|---|
| 凍結卵子融解料 | 16,500円 |
| 顕微授精（ICSI）卵1〜5個 | 154,000円 |
| 顕微授精（ICSI）卵6個以上 | 209,000円 |
| PIEZO-ICSI | 29,700円 |
| タイムラプス培養 | 27,500円 |
| タイムラプス培養オプション | 33,000円 |
| 培養3日目まで 受精卵1〜5個 | 50,600円 |
| 培養3日目まで 受精卵6個以上 | 56,650円 |
| 培養6日目まで 3日目まで5個以下、4日以降5個以下 | 69,300円 |
| 培養6日目まで 3日目まで6個以上、4日以降5個以下 | 75,900円 |
| 培養6日目まで 3日目まで6個以上、4日以降6個以上 | 77,550円 |
| GMCSF-SEET法 | 22,000円 |
| 新鮮胚ET | 44,000円 |
| hCG採血 | 4,125円 |

## 巻末写真

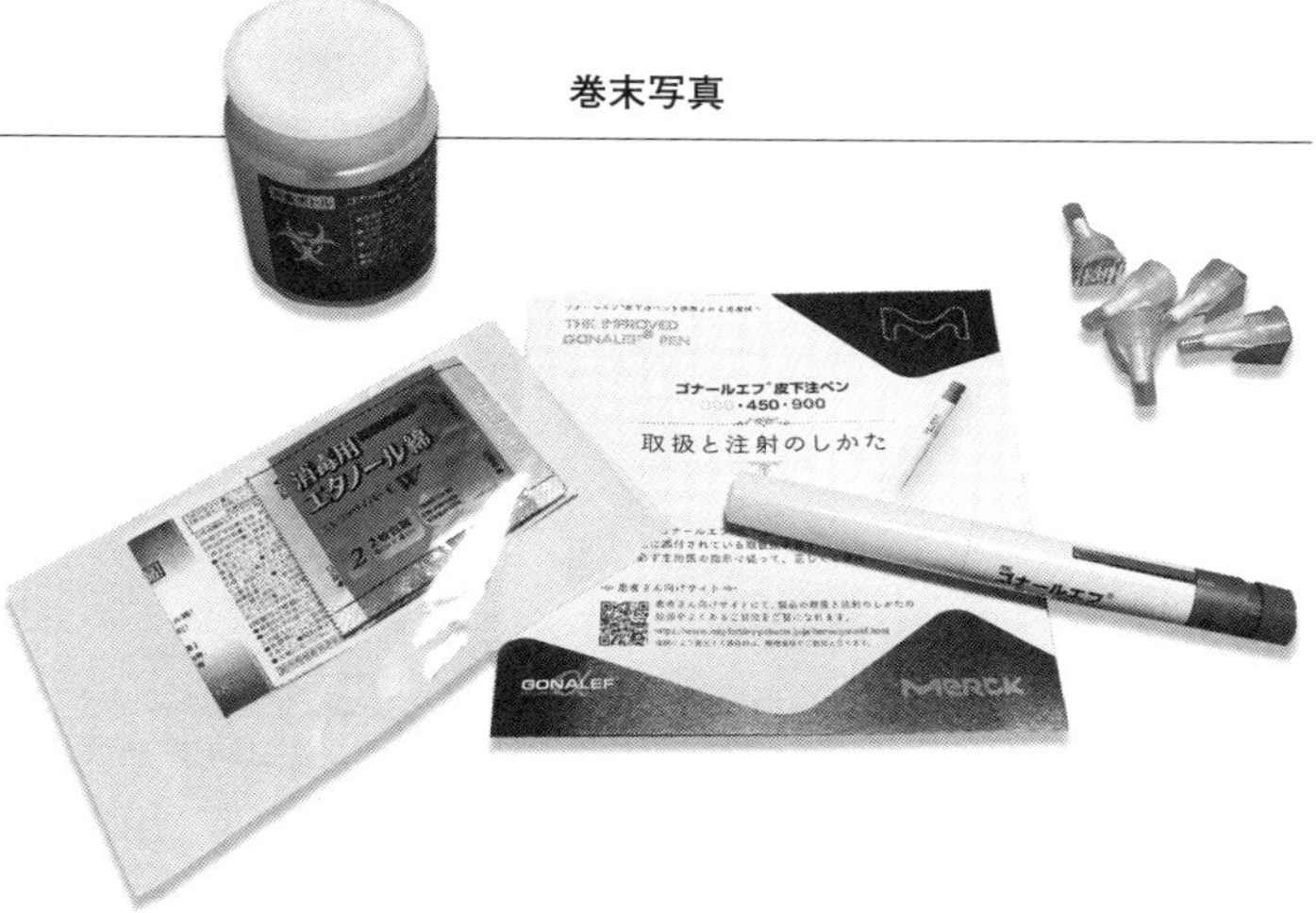


排卵誘発剤を注射する時に使った一式。写真上から時計回りに、針を捨てる専用容器、替えの注射針、注射器本体、説明書、消毒用エタノール。

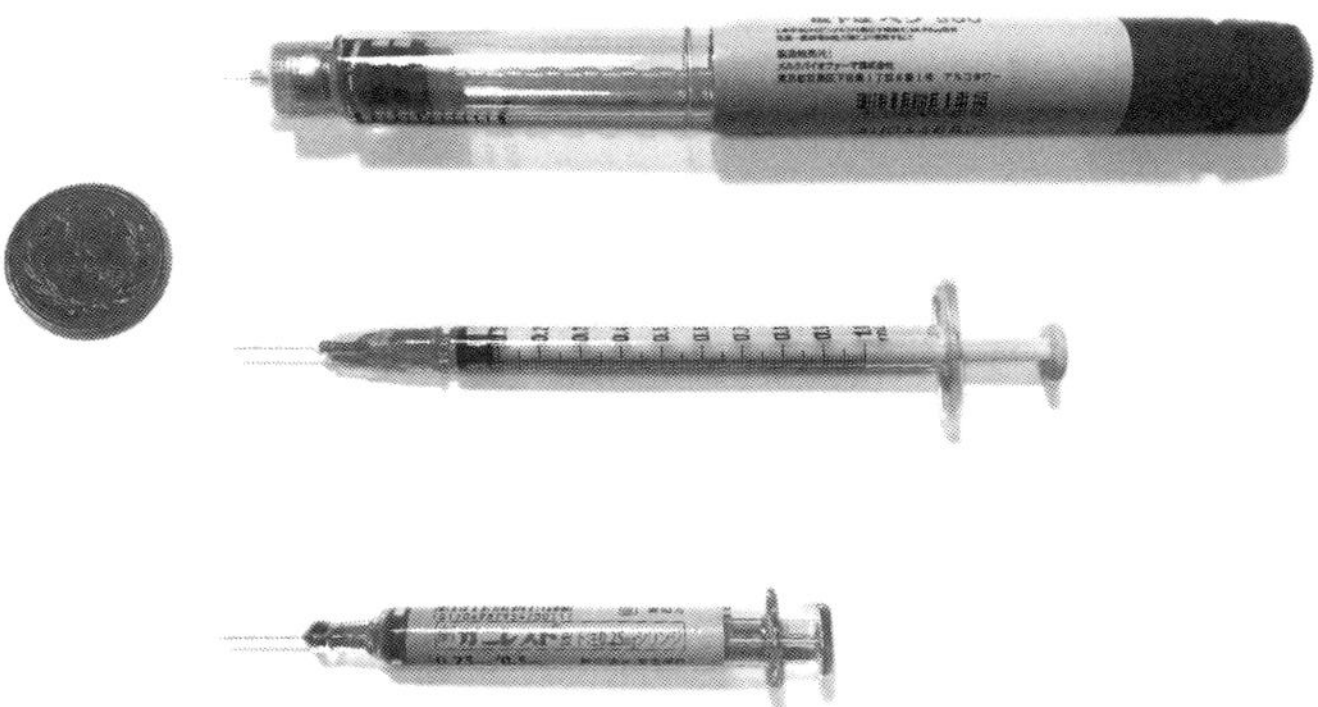

筆者が自己注射に使った注射器3種。上から排卵誘発剤「ゴナールエフ皮下注ペン」、採卵2日前に打つ「hGC注射」、OHSSの症状を抑える「ガニレスト」。

松岡かすみ まつおか・かすみ
1986年高知県生まれ。同志社大学社会学科卒業。PR会社、宣伝会議を経て、2015年より「週刊朝日」編集部記者。2021年からフリーランス記者として、雑誌や書籍、ウェブメディアなどで活動する。取材対象は、社会問題、生き方や価値観を含めたライフスタイル、食など広範囲に及ぶ。著書に『ルポ 出稼ぎ日本人風俗嬢』(朝日新書)がある。

本書は、書き下ろしです。

−196℃の願い
卵子凍結を選んだ女性たち

2025年3月30日　第1刷発行

著者　松岡かすみ
発行者　宇都宮健太朗
発行所　朝日新聞出版
〒104-8011 東京都中央区築地5-3-2
電話 03-5541-8832(編集)
03-5540-7793(販売)
印刷製本　中央精版印刷株式会社

©2025 Kasumi Matsuoka ,Published in Japan
by Asahi Shimbun Publications Inc.
ISBN 978-4-02-252043-2

定価はカバーに表示してあります。
落丁・乱丁の場合は弊社業務部(03-5540-7800)へご連絡ください。送料弊社負担にてお取り替えいたします。本書および本書の付属物を無断で複写、複製(コピー)、引用することは、著作権法上での例外を除き禁じられています。また代行業者などの第三者に依頼してスキャンやデジタル化することは、たとえ個人や家庭内の利用であっても一切認められておりません。